走近神秘的
分娩镇痛

主审◎于布为

主编◎李胜华 张丽峰 曹家刚

Labor
Analgesia

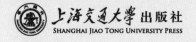

上海交通大学出版社

SHANGHAI JIAO TONG UNIVERSITY PRESS

内容提要

　　本书分为两个部分：上篇为《分娩镇痛大揭秘》，深入探讨了分娩镇痛的实施方法、适宜人群、操作流程和管理、效果与结局、可能出现的问题以及新生儿相关问题。下篇为《分娩经历直通车》收录了 10 位宝妈的分娩经历，从这些宝妈的故事中，可以感受到分娩的艰辛、喜悦以及镇痛带来的益处。

　　本书图文并茂，通俗易懂，回答了老百姓关心的分娩镇痛相关问题。本书适合孕产妇学习使用，也可供医务人员用于科普宣传和其他社会大众阅读参考。

图书在版编目（CIP）数据

　　走近神秘的分娩镇痛/李胜华，张丽峰，曹家刚主编 . —上海：上海交通大学出版社，2024.1
　　ISBN 978 - 7 - 313 - 29986 - 4

　　Ⅰ.①走…　Ⅱ.①李…②张…③曹…　Ⅲ.①分娩—疼痛—普及读物　Ⅳ.①R714.305 - 49

　　中国国家版本馆 CIP 数据核字（2023）第 244088 号

走近神秘的分娩镇痛

ZOUJIN SHENMI DE FENMIAN ZHENTONG

主　　编：李胜华　张丽峰　曹家刚			
出版发行：上海交通大学出版社	地　　址：上海市番禺路 951 号		
邮政编码：200030	电　　话：021 - 64071208		
印　　制：上海景条印刷有限公司	经　　销：全国新华书店		
开　　本：710mm×1000mm　1/16	印　　张：10		
字　　数：102 千字			
版　　次：2024 年 1 月第 1 版	印　　次：2024 年 1 月第 1 次印刷		
书　　号：ISBN 978 - 7 - 313 - 29986 - 4			
定　　价：48.00 元			

主审简介

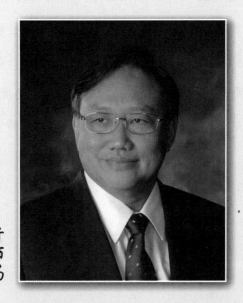

- 医学博士
- 主任医师
- 二级教授
- 博士生导师
- 博士后流动站导师
- 上海交通大学医学院附属瑞金医院终身教授
- 世界生产力科学院院士
- 联合国国际生态生命安全科学院院士

于布为

　　历任长海医院麻醉科副主任，瑞金医院麻醉科主任，瑞金医院嘉定北院副院长，瑞金医院卢湾分院院长。

　　兼任：中国医师协会理事，中国医师协会麻醉科医师分会会长，中华医学会麻醉学分会第十届委员会主任委员，中华医学会 / 上海市医学会理事，上海市医学会麻醉科专科分会名誉主任委员，上海市医师协会麻醉科医师分会会长，中央保健委员会中央保健会诊专家，世界麻醉医师联合会学术委员会理事，美国老年麻醉进展学会理事，德国麻醉与危重病学会名誉委员，东亚麻醉医师联盟主席，日本临床麻醉学会名誉会员。《临床麻醉学杂志》总编辑，《中华麻醉学杂志》《上海医学》副总编辑，国家重点出版工程多媒体《中华医学百科全书·麻醉学卷》副主编，《现代麻醉学》第 4 版主编。

在医学界率先提出"理想麻醉状态""麻醉无禁忌""精确麻醉""诱导期高容量血液填充""伤害性感受监测""舒适化医疗""麻醉治疗学"等众多新理念和新技术，在全国率先提出并实践了住院医师麻醉科轮转和培训的模式，同时还率先提出和积极推广基层医院麻醉科主任的培训计划，将麻醉学科提高到现代化医院发展的公共服务平台的高度，对保障患者围术期安全、扩大麻醉学科服务领域、促进手术相关科室的学科进步，作出了突出贡献。

主编简介

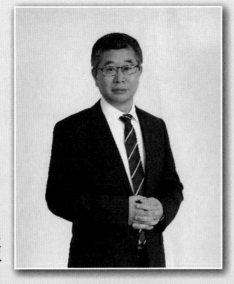

李胜华

- 主任医师
- 嘉定区妇幼保健院麻醉科主任
- 嘉定区医学重点学科带头人
- 嘉定区政协委员
- 美国塔夫茨大学医学中心访问学者

兼任：中国医师协会分娩镇痛专家工作委员会委员，中华医学会麻醉学分会产科麻醉学组委员，中国医药教育协会麻醉专业委员会委员，中国妇幼保健协会麻醉专业委员会委员，中国心胸血管麻醉学会创新与推广分会委员，中国医药教育协会围术期医学专业委员会委员，上海市医学会麻醉科专科分会妇产科麻醉学组副组长，上海市中西医结合学会麻醉与疼痛学分会委员，上海市医师协会麻醉科医师分会委员，嘉定区医学会麻醉科专科学会副主任委员兼妇产麻醉学组组长，《医学参考报（麻醉学专刊）》编委。

2016 年获上海市医学会麻醉科专科分会共筑计划资助，赴美国 Tufts Medical Center 交流访问。先后获得上海市医学科技进步三等奖

1 项、嘉定区科技进步三等奖 2 项，入选嘉定区优秀青年医学人才、嘉定区第六批高层次创新创业和急需紧缺人才，被评为"十三五"嘉定区卫生健康系统先进科技工作者、"嘉宝杯"十佳医生。

长期从事妇产科麻醉与分娩镇痛临床科研工作，先后创建以麻醉科医师为主导、以麻醉科护士为辅助的分娩镇痛服务模式、以信息化舒适产房为基础的分娩镇痛多学科合作模式，全面推广围分娩期舒适医疗理念。在核心期刊发表论文 20 余篇，其中 SCI 收录论文 1 篇，主持（主要）完成上海市卫健（计）委、嘉定区科委、嘉定区卫健（计）委课题 11 项，获得软件著作权登记 2 项，获得实用新型专利授权 1 项，参编专著 2 部、专家共识 1 部，连续多年主办"高危产科麻醉与分娩镇痛"国家继续教育学习班。

主编简介

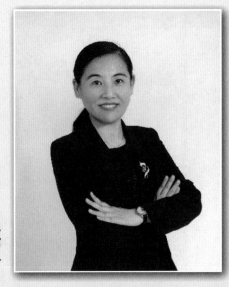

张丽峰

- 主任医师
- 国家心理治疗师
- 上海市嘉定区妇幼保健院副院长

兼任：中国优生优育协会麻醉与镇痛专业委员会委员，中国妇幼保健协会麻醉专业委员会青年委员，上海市医学会麻醉专科分会区级协作组委员，上海市嘉定区医学会麻醉专科分会委员。

近年来，致力于妇产科麻醉、分娩镇痛、高危患者麻醉评估、围术期心理指导等。在核心期刊发表论文20余篇，主持完成嘉定区科委课题3项，重点参与市、区级重点学科和课题10余项，参编《产科重症监护与治疗进展》《育见青春，青少年健康100问》等多部专著和科普图书。曾获嘉定区科学技术进步奖三等奖（第一完成人）、嘉定区卫生科技工作先进个人、全国妇幼健康科学技术三等奖（2021年）等多项奖项和荣誉。

主编简介

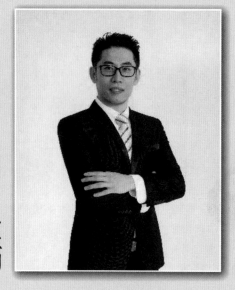

曹家刚

● 上海市嘉定区妇幼保健院麻醉科主治医师

  2009 年本科毕业于徐州医科大学，2018 年硕士毕业于同济大学，2022 年"西学中"结业于上海中医药大学继续教育学院。从事妇产科麻醉 10 余年，主持承担嘉定区卫生健康委员会课题 1 项，参与课题多项，获得发明专利 1 项，以第一作者在核心期刊发表论文 2 篇，其中《不同浓度罗哌卡因复合舒芬太尼分娩镇痛对产妇产间发热的影响》入选 2022 年度中华医学科技论文 TOP100。

编委会

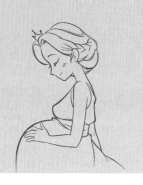

赵继蓉　嘉定区妇幼保健院麻醉科副主任医师

顾丽萍　嘉定区马陆镇妇联主席

梁秋峰　嘉定区妇幼保健院妇产科副主任医师

曹家刚　嘉定区妇幼保健院麻醉科主治医师

程　丽　嘉定区妇幼保健所办公室副主任，主治医师

序一

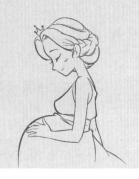

  李胜华主任主编的科普读物《走近神秘的分娩镇痛》终于付梓了。蒙李主任的热情邀请，作为本书的审稿人，就简单地为该书写几句话吧。

  分娩镇痛，俗称无痛分娩，是为减轻产妇分娩过程中的剧痛而产生的一种技术。它是伴随着现代麻醉早期实施的吸入麻醉技术的出现而近乎同时出现的技术。与当时其他新的医疗技术一样，它最先被用于英国王室成员即英国女王的分娩。由于早期的全身麻醉药都是使用吸入麻醉剂，所以早期的分娩镇痛技术也是以吸入麻醉为主，并一直影响着部分国家的分娩镇痛技术至今。

  随着社会的不断发展进步，人民生活水平的提高，广大市民对舒适化医疗的需求不断提高，分娩镇痛开始走入大众的视线。国家卫生健康委员会考虑到这些呼声，在近期出台了多项政策，积极推广分娩镇痛工作。本书作者李胜华主任，带领上海市嘉定区妇幼保健院麻醉科，在十几年前即开始探索以硬膜外麻醉为主的分娩镇痛技术，积累了一定的临床经验，使得该院在国家文件发布的第一时间，即获得了国家认定的分娩镇痛试点医院的荣誉。这既代表了国家主管部门对该院开展分娩镇痛工作成绩的肯定，也为今后该院进一步推进分娩镇痛工作指明了方向。

我在1996年底到瑞金医院工作不久，即有上海市妇联的领导，通过医院的管理部门，向我提出了在瑞金医院开展分娩镇痛工作的要求。由于瑞金医院作为一家综合性三甲医院，其妇产科并非医院的重点科室，在日常工作中，产妇的数量也不是很多；所以我就应邀到上海市第一妇婴保健院、中国福利会国际和平妇幼保健院、上海医科大学（现复旦大学上海医学院）附属妇产科医院的麻醉科讲述分娩镇痛（按讲课时间排序）。此后又和嘉定区妇幼保健院麻醉科的李胜华主任以及长宁区妇幼保健院麻醉科的何主任开展了长期的合作。同时也通过上海市医学会麻醉学分会，积极向市医保局申请将分娩镇痛工作纳入市医保项目。经大家数年的努力，终于得到市医保局的批准，使得分娩镇痛纳入了上海市的医保报销目录。这为今后进一步开展分娩镇痛工作打下了坚实的基础。在全市麻醉科医生和护士的共同努力下，上海市实施产妇分娩镇痛的比例已接近70%，达到国内先进水平。而在嘉定区妇幼保健院，这一比例已超过90%，进入全国先进行列。分娩镇痛的普遍开展，不仅极大地缓解了产妇的疼痛，也有效降低了剖宫产手术的比例，为围生期医学的进步和产妇与新生儿的安全，都作出了重要的贡献。

目前，从实施分娩镇痛的效果来看，还不能做到完全无痛。这说明，我们现有的技术，仍然存在可以改进和完善的空间。从早年强调宫口必须开到3厘米才能给药，发展到今天，宫口开到1厘米即可给药，这无疑是一个巨大的进步。但在未给药前，产妇仍有一定程度的疼痛，甚至是不能忍受的疼痛，说明我们的技术仍有待改进。如何在确保母婴安全的前提下，进一步完善分娩镇痛的技术，尽可能将产痛降到最低程度，仍然需要相关科研和临床工作者作出更多的努力。期待更多有志于此的年轻一代麻醉科医生，能在这条路上继续努力，为中华民族的繁荣昌盛作出我们的努力。

但作为普通读者，尤其是作为急需获取这方面知识的准爸爸准妈妈们，如何在浩如烟海的信息中获取到这方面的既专业又权威的知识呢？由李胜华主任主编的这本《走近神秘的分娩镇痛》，无疑是读者朋友们的最佳选择。本书使用通俗易懂的语言详细介绍了分娩镇痛的原理、方法、效果、对母婴的影响等内容。此外，本书还邀请了多位宝妈分享了自己成功实施分娩镇痛的亲身经历，讲述了她们自身的体验和感悟。通过这些鲜活的案例，将有助于准爸爸准妈妈们更好地了解分娩镇痛，选择分娩镇痛，从而以更加轻松的心态迎接分娩。本书倘能起到这样的作用，则善莫大焉。

是为序。

上海交通大学医学院附属瑞金医院终身教授

2023 年 11 月

序二

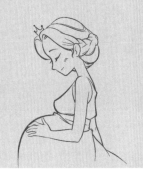

　　分娩过程中的疼痛是女性一生中经历的最为剧烈的疼痛，女性在分娩过程中的感受、权利和幸福理应得到医生及全社会的关注。随着经济的发展、社会的进步以及人们观念的更新，越来越多的人开始关注分娩镇痛。以分娩镇痛为核心的围生期人文关怀，体现的是一种与时俱进的生育文明，是对生命个体的尊重。2018 年，国家卫生健康委员会办公厅发布《关于开展分娩镇痛试点工作的通知》（国卫办医函〔2018〕1009 号），在全国范围推广分娩镇痛的诊疗工作，以提高围生期医疗服务质量，增强人民群众看病就医的获得感、幸福感。截至 2020 年 7 月，上海市分娩镇痛率为 60.8％，远高于 2017 年的 37.2％，各妇幼专科医院的镇痛率平均为 74.3％，接近发达国家水平。镇痛比例的上升，不仅说明越来越多的产妇能够得到分娩镇痛的服务，也意味着分娩镇痛的适应证在不断地拓宽，镇痛的效果也随之逐渐提高。

　　嘉定区妇幼保健院从 2004 年开展分娩镇痛，经过近 20 年深耕妇产科麻醉与镇痛，目前医院产科的分娩镇痛比例已超 90％，并成功入选第一批国家分娩镇痛试点医院，获评中国妇幼保健协会产科麻醉与分娩镇痛优秀基地。在做好临床工作、服务广大孕妇同胞的同时，通过举办学习班、出版专著、申请专利、发表论文等方式与国内外同行交流，形成了特色鲜明的嘉妇幼分娩镇痛服务品牌。

缓解、消除分娩疼痛，不仅需要医护人员的努力，更需要社会大众的知识普及。近年来，国家大力推动医疗科普工作。2022 年，国务院办公厅发布《"十四五"国民健康规划》，提出"加强健康促进与教育""构建全媒体健康科普知识发布和传播机制，鼓励医疗机构和医务人员开展健康促进与健康教育"，本书正是在这样的大背景下应运而生的。通过前期调查，编者筛选出 100 个常见的问题，用通俗易懂的语言解答分娩期间可能遇到的各种问题，以便让孕产妇更好地了解分娩镇痛的适应证、禁忌证、注意事项和优缺点。本书的另一个特色是征集了许多真实的案例，有臀位外倒转的、双胎妊娠的、手术后顺利分娩的，也有顺产转剖宫产的，多位宝妈从不同的角度向大家讲述自己的分娩体验，从而有助于让各位准妈妈们更切身地提前感悟分娩相关的经历，为她们的顺利分娩增加一份莫大的精神支持。

嘉定区政协科教卫体专委会以提升基层医疗服务能力为特色品牌之一，区政协委员李胜华主编的这部科普作品，旨在提高公众健康意识，促进建设健康中国，希望它能够给各位孕产妇朋友带来福音，也希望能够有越来越多像这样优秀的科普作品出版，为嘉定区卫生健康事业的发展贡献一份政协人的力量。

上海市嘉定区政协副主席 陈实

2023 年 11 月

序三

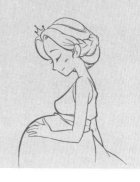

　　十月怀胎，一朝分娩。妊娠与分娩是人类正常的生理现象，是一个自然、健康的过程。而自然分娩时的剧痛一直成为困扰产妇的问题，随着现代医学的发展，分娩镇痛技术为准妈妈们打开了通往减痛分娩的大门，使产妇能更好地享受生孩子的快乐和幸福。我国分娩镇痛率仍处在较低水平，这和社会大众对分娩镇痛缺乏了解密不可分。《走近神秘的分娩镇痛》以科普为目标，通过100个一问一答和产妇自身经历相结合的方式向读者讲述分娩镇痛这一技术，非常及时，非常有必要，值得大家了解和推广。

　　我在妇幼战线工作了30年，见证过许多产妇在人生这一特殊时刻忍受疼痛的场景。我在援疆工作3年期间，也多次前往克拉玛依市人民医院，有一次至产房参观，令我感受最深的是：那天产房很安静，产房的工作人员告诉我："医院开展了分娩镇痛，接受镇痛的宝妈都会发自肺腑地说道，镇痛分娩简直就是救了她们的命！"2017年，陕西榆林一产妇因难忍产痛而跳楼，真是戳痛了无数人的心！上海市妇幼保健以提升妇幼健康水平为宗旨，分娩镇痛技术就是帮助产妇减少分娩恐惧的重要措施。推广这一妇幼保健适宜技术，对母体和胎儿都有很大益处。

　　本书由嘉定区妇幼保健院的麻醉科团队联合产科医生、助产士、保健医生、妇联工作者和教师等群体共同完成，充分体现专业与大众相结合的科普理念。嘉定区妇幼保健院通过将近20年的探索，已形成麻醉科医生24小时驻扎产房，麻醉科护士时刻陪伴在产妇身旁的机制，只为实现：安全、舒适分娩！医院目前分娩镇痛率已达到90％左右，在上海市名列前茅，成为全国第一批分娩镇痛示范基地。

　　最后，我衷心希望，这本由嘉定区妇幼保健院编写的《走近神秘的分娩镇痛》能让更多的人了解分娩镇痛，走近分娩镇痛，惠及更多的产妇和家庭。

上海市妇幼保健中心主任　杨玲琳

2023 年 11 月

前言

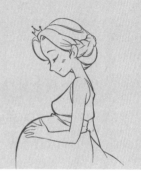

　　说到分娩，社会大众印象最深的可能就是影视剧里待产妇撕心裂肺的哭喊声，以及现实生活中有人因为害怕疼痛而选择不生宝宝。分娩能否有办法减轻疼痛或者免除疼痛？答案是肯定的。目前已有成熟的技术可以有效减轻分娩时的剧痛。但据2022年"世界镇痛日"无痛分娩公益行动新闻发布会透露：我国无痛分娩的整体普及率只有30％，仍有近七成女性承受着分娩疼痛。因此，专家呼吁"生育的痛应该被关注，而不只是被歌颂"。

　　随着社会经济的发展、生活条件的改善和医疗水平的提高，人们对于就医的需求已不仅局限于疾病的预防和治疗，还包括更舒适、更有尊严的就医体验，分娩镇痛作为舒适医疗的重要组成部分，近年来得到了越来越多的关注。所谓分娩镇痛，就是通过各种药物或非药物的方法减轻分娩时的疼痛，是临床医学术语，通常称为"无痛分娩"。一般来讲，"无痛"只是一种理想化的状态，在分娩中实现的困难较大。分娩镇痛可以大大减轻分娩期间的疼痛，让产妇尽可能舒适地完成分娩，改善分娩体验，是生育文明的重要体现。近年来，在国家相关政策的推动下，分娩镇痛的试点工作已取得了较大的进展，越来越多的医院开展了这项服务，接受镇痛的产妇不断增加，与此同时，镇痛的质量也在逐渐提升。为了让社会大众更好地了解、接受分娩镇痛，进而提高围生期医疗服务质量，保证孕产妇的安全，推动舒适医疗的发展，我们编写了《走近神秘的分娩镇痛》这本科普书籍。

本书分为上篇和下篇。上篇深入探讨了分娩镇痛的各种知识，包括分娩镇痛的奥秘、实施方法、适合的人群、操作流程和管理、效果与结局、可能出现的问题和新生儿的相关问题等7章100个问题。这些问题由上海市嘉定区从事妇幼工作领域的医务人员、妇联系统的工作人员和女教师群体等共同征集和筛选而来，由麻醉科医生、产科医生、麻醉科护士和助产士组成的编写团队分工解答和交叉校审，最后交给非医务人员审阅，围绕"问题是否解答清楚了、社会大众是否看得懂"提出修改建议，最后经编委会讨论定稿。我们力求用社会大众听得懂的语言，回答老百姓关心的关于分娩镇痛方面的问题。下篇《分娩经历直通车》收录了10位宝妈的分娩经历，其中有高龄二孩瘢痕子宫顺产的宝妈、三胎四孩的宝妈，也有分娩镇痛让丁克家庭改变主意做妈妈的故事、二宝妈妈剖宫产和顺产的分娩"辛路"，还有妇产科医生、麻醉科医生自身所经历的分娩历程。从这些切身的故事中，我们可以感受到分娩的艰辛、喜悦以及镇痛带来的益处。

本书的选题和编写得到了上海交通大学医学院附属瑞金医院终身教授于布为的悉心指导，全书由他进行审阅并作序。本书同时也得到了中国人民政治协商会议上海市嘉定区委员会陈宾副主席、上海市妇幼保健中心杨瑜麟主任的关注和支持，他们特意为本书作序以示支持。上海交通大学出版社郑月林老师、嘉定区妇幼保健院领导和麻醉科伙伴们对本书的编写给予了无私的帮助。本书的插图由嘉定区妇幼保健院麻醉科李杰、明月创作完成。在此，我们对所有为此书辛勤付出的领导、专家和工作人员表示衷心的感谢！

由于我们的写作水平和经验有限，书中难免存在不足和疏漏之处，我们诚挚地希望广大读者和同仁批评指正。

编者

2023 年 10 月

目录

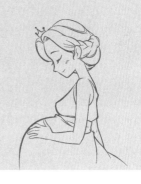

上篇 / 分娩镇痛大揭秘

下篇 / 分娩经历直通车

上篇

分娩镇痛大揭秘

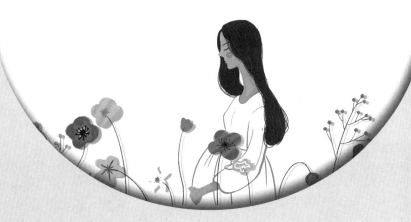

第一章　神秘的分娩镇痛

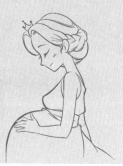

1. 分娩为什么会痛?

根据国际疼痛学会（International Association for the Study of Pain，IASP）的定义，疼痛是"一种与实际或潜在组织损伤相关的不愉快感觉和情绪体验"。

分娩痛是女性在分娩过程中产生的一种复杂的生理、心理体验。随着产程进展，疼痛的类型和来源也有所不同。

在第一产程，疼痛主要由子宫收缩和宫颈口扩张引起，以内脏痛为主，难以准确描述疼痛的具体部位，可能会感觉到整个腰腹部、臀部甚至大腿都有不同程度的疼痛不适。

在第二产程，疼痛主要是盆底、阴道、会阴等部位肌肉的扩张以及子宫收缩引起。以躯体痛为主，定位较为明确，通常为撕裂样痛。此外，胎儿先露部分（通常是头部）压迫骨盆组织，也会产生坠胀痛。

每个人对疼痛的感受并不一致，感觉识别、情绪、文化信仰、社会环境等多种因素都会影响人们对疼痛的感知。因此，分娩期间的疼痛是一种涉及神经、心理和社会等因素的一个综合性的复杂事件。

2. 分娩痛到底有多痛?

前面我们提到,在分娩的不同阶段,疼痛的来源不同,程度不同,每个人对疼痛的感受也不尽相同。

临产时,宫缩由弱变强,维持一定时间后又逐渐减弱、消失。随着产程进展,宫缩的间隔时间从开始时 20~30 分钟出现一次,逐渐加快到 15 分钟、10 分钟甚至 5 分钟出现一次,持续时间最初约 20 秒,逐渐延长到 40 秒甚至 1 分钟。也就是说,随着产程进展,宫缩痛间隔时间缩短,持续时间延长,程度越来越剧烈。

分娩痛可以说是一种刻骨铭心的感受,极有可能是女性一生中遭遇的最严重疼痛。关于疼痛的严重程度,目前已有多种评估疼痛的方法,比如数字评定量表(即通常说的 10 级评分法)、Wong-Baker 面部表情疼痛评估法(笑脸图)等,在这些评估方法中,分娩痛都可以达到最剧烈的程度。一项多中心人群的调查研究显示,初产妇人群中有 15% 感到轻度疼痛,35% 感到中等程度疼痛,50% 感到难以忍受的剧烈疼痛,甚至达到"痛不欲生"的地步。

在评估疼痛的数字评分法中,临床常用视觉模拟评分(visual analogue scale,VAS),这种评估方法将疼痛分为 10 分,0 分为不疼,10 分是最疼。

0 级：舒适无痛感；

1 级：疼痛约为蚊子叮咬；

2 级：疼痛相当于挂水扎针时的疼痛；

3 级：犹如头发被拉扯；

4 级：像被巴掌抽打；

5 级：像被棍棒重打；

6 级：像牙痛；

7 级：像肠胃炎肚子痛；

8 级：犹如骨折和痛经痛；

9 级：为神经痛、内脏痛；

10 级：以烧伤痛和分娩痛为代表。

对于表达能力不太好的患者，有时也会用到笑脸评分法，同样也是采用 0～10 分的评分，1～3 分是正常面部表情，4～6 分是脸比较痛苦的表情，6～10 分是剧痛脸的表情。通常认为分娩的疼痛处于 8～10 级，有人甚至将其描述为"仿佛同时断了 12 根肋骨"。

疼痛指数级别

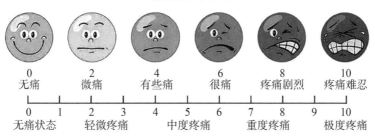

| 0 | 2 | 4 | 6 | 8 | 10 |
| 无痛 | 微痛 | 有些痛 | 很痛 | 疼痛剧烈 | 疼痛难忍 |

0　1　2　3　4　5　6　7　8　9　10
无痛状态　轻微疼痛　　中度疼痛　　重度疼痛　　极度疼痛

3. 分娩痛对产妇有哪些危害?

首先,疼痛在生理上会造成严重应激反应,产生一系列的神经内分泌反应,促使儿茶酚胺、肾上腺皮质激素、促肾上腺皮质激素、血管紧张素Ⅱ、胰高血糖素等多种应激激素分泌增加,胰岛素分泌减少,进而影响身体各个器官系统的功能。

(1) 对心血管系统的影响:儿茶酚胺等激素可引起心动过速、血压升高,可加重原有心血管疾病,甚至出现危及生命的并发症。

(2) 对呼吸系统的影响:疼痛时呼吸浅而快,肺活量、潮气量和功能残气量降低,容易出现低氧血症,引起产妇和胎儿缺氧。

(3) 对胃肠道系统的影响:胃泌素分泌增加,造成产妇胃内容物滞留、胃酸增加,导致出现恶心、呕吐。

(4) 对代谢的影响:胰岛素降低和胰高血糖素升高都会引起蛋白质和脂肪分解代谢增强,导致血糖升高和出现负氮平衡。

分娩痛还可能引起精神心理的变化,急性疼痛使人烦躁、焦虑甚至哭闹不安,部分产妇在分娩后仍然存在持续性疼痛,影响生活质量。此外,还增加了产后抑郁的风险,影响产妇和家人的心理健康。

分娩痛除了能够提示产程进展之外,对产妇而言,基本上是有百害而无一利。并且随着现代医学的发展,医生可以通过其他方式更准确地评估产程的进展。因此，让产妇在分娩过程中忍受痛苦是不人道的。全社会都应该行动起来，让产妇在微笑与愉快中分娩，而不是在呻吟、痛苦与挣扎中迎接新生命的到来。

4. 分娩痛对胎儿有哪些危害？

分娩痛对胎儿的影响是随着对产妇的危害而出现的，主要是引起胎儿氧合减少、酸中毒等。

疼痛引起产妇呼吸浅而快，每次呼吸的通气量（潮气量）降低，有效的肺泡通气量（潮气量减去不参与气体交换的气体量）降低更明显，容易出现低氧血症。此外，呼吸频率增快使得呼吸做功增加，需要消耗更多的氧气，增加了低氧血症的风险（所以医生通常会指导产妇做深呼吸）。

另外，疼痛时释放的激素会引起血管收缩，血流量减少。胎盘血管的收缩使得供应胎儿的血液减少。血液供应量下降，容易导致胎儿出现低氧血症，以及由此带来的酸中毒、神经损伤、胎儿和新生儿的低血糖等。

可以通过缓解分娩期疼痛、增加氧气供应、改善胎儿血液供应等措施，降低胎儿缺血缺氧等并发症的风险。

5. 分娩镇痛的历史起源是怎样的？

在古代，由于医学知识和技术的限制，分娩痛几乎无法缓解。女性在分娩时通常只能依靠家人和助产士的支持来应对分娩痛。

直到 19 世纪中叶，随着麻醉学的发展，分娩痛才开始得到一定程度的改善。1847 年，美国医生詹姆斯·杨·辛普森首次使用乙醚进行分娩镇痛。1853 年，维多利亚女王在分娩过程中使用氯仿进行镇痛。

20 世纪初，局部麻醉技术的发展进一步提高了分娩镇痛效果。1909 年，德国医生沃尔·斯托克尔首次使用局麻药进行骶管硬膜外分娩镇痛。1931 年，尤根·博格丹·阿布雷尔首次在骶管留置导管，这一进步使整个分娩过程中可以通过导管给药，无须反复穿刺。1960 年代早期，在腰椎穿刺置管镇痛因更舒适、更容易操作且所需要的局麻药更少，逐渐取代了骶管穿刺置管的方式。1988 年，患者自控硬膜外镇痛（patient controlled epidural analgesia，PCEA）技术开始使用。

目前，硬膜外镇痛被公认为是分娩镇痛的"金标准"，广泛运用于临床。

6. 我国分娩镇痛的现状是怎样的？

2006 年，美国西北大学芬堡医学院发起了名为"无痛分娩中国行"的大规模医学教育活动。同年，中华医学会麻醉学分会创立了产科麻醉学组，借助学会的力量，加快推动分娩镇痛发展的步伐。

2015 年，国家卫计委中国人口宣传教育中心发起的"快乐产房，舒适分娩"公益项目，使分娩镇痛推进速度大大提升。

2018 年，国家卫生健康委员会等七部委联合下发《关于印发加强和完善麻醉医疗服务意见的通知》。同年 11 月国家卫生健康委员会印发《关于开展分娩镇痛试点工作的通知》，并遴选了第一批 912 家分娩镇痛试点医院。

2022 年，"我国仅 30％产妇使用无痛分娩"这一话题冲上热搜。然而，在 2004 年我国的分娩镇痛率不足 1％，2018 年国家卫健委发布文件鼓励试点分娩镇痛时仅有 10％。从 1％到 10％，我们用了 10 多年的时间，从 10％提高到 30％，仅用了 4 年的时间。在这方面，上海更是走在全国前列。调查显示，2018 年的上海市分娩镇痛率为 37.2％，2020 年为 60.8％。这表明我们国家的分娩镇痛率在快速上升，越来越多的产妇能够得到分娩镇痛的服务，享受到"快乐"分娩。

7. 分娩镇痛的原理是什么?

在前文《分娩为什么会痛》这一节中，我们讲到，疼痛来源于子宫收缩、子宫颈内口扩张以及盆底、会阴受压等方面。这是疼痛的来源，这些部位的疼痛沿着神经纤维，从内脏神经和腰骶丛神经传递至脊髓，再上传至大脑，使产妇感知到疼痛。

椎管内分娩镇痛的原理就是将药物通过导管输送到脊神经的周围，在药物与神经结合后，一过性地阻滞神经信号的传递，也就是说，我们的大脑不再能接受到子宫收缩、宫颈扩张等刺激引起的疼痛信号（而其他感觉如触觉以及运动功能，因受不同神经的支配，而不会受到相同程度的影响），这就使产妇感受到的疼痛就减弱甚至消失了。

此外，还有一些非药物的镇痛方法如导乐（Doula）分娩、Lamaze 呼吸法、音乐、按摩等，主要是通过转移产妇注意力的方式，分散了大脑对疼痛的感知。一般来说，这些非药物镇痛疗法的效果都不太理想。

8. 理想的分娩镇痛具有哪些特点?

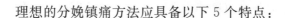

理想的分娩镇痛方法应具备以下 5 个特点：

（1）安全，对产妇和胎儿没有明显的不良反应或风险。

（2）易于给药，起效快，效果好，能够满足产妇在所有产程中的镇痛需求。

（3）不影响产妇分娩进程。

（4）可控性高，产妇清醒，可参与分娩过程。

（5）必要时可满足手术的需要。

目前尚没有哪种方法能完全符合上述 5 点要求。硬膜外分娩镇痛是目前最常用的镇痛方法，基本符合理想的分娩镇痛方法，具有安全性高、可控性强、镇痛效果好、对母婴影响小等优点。

9. 分娩镇痛和无痛分娩有哪些区别?

我们通常讲的"无痛分娩",其实只是"分娩镇痛"的一种通俗说法。目前常用的是椎管内分娩镇痛,也是镇痛效果最好、安全性最高的一种方式。但严格说来,分娩镇痛与无痛分娩是两个不同的概念。

前文提到了分娩期间疼痛的来源以及硬膜外镇痛起效的原理(通过阻断神经信号的传递),硬膜外分娩镇痛能极大地缓解甚至消除分娩期间的疼痛。同时我们也知道,疼痛的感知还受到情绪、认知等方面的影响,很难通过使用硬膜外镇痛这一种方式,让所有产妇都达到完全无痛分娩的状态。正确认识疼痛、分娩期间的心理支持等方式,配合硬膜外镇痛药物的使用,可以帮助产妇更好地缓解疼痛,舒适地度过分娩期,开开心心地迎接新生命的到来。

10. 分娩镇痛和剖宫产麻醉有哪些区别?

硬膜外分娩镇痛和剖宫产麻醉都是通过在腰椎穿刺、置管、给药来达到麻痹神经的效果。从产妇体验上来说都是在腰背部进行麻醉操作,在整个生产过程中产妇都是清醒的。然而,两者也有许多不同。

首先是给药部位的不同。分娩镇痛大多采用硬膜外阻滞,剖宫产麻醉大多采用蛛网膜下腔阻滞(即俗称的腰麻)或腰硬联合阻滞。同样是在腰背部穿刺置管，但由于人体的组织结构是非常复杂精巧的，有时候，差一点点（2～3毫米）的距离，就进入了一个全新的世界（硬膜外腔到蛛网膜下腔）。在硬膜外腔，神经只有一小段路过了这个腔隙，而且大部分被施旺细胞包裹，只有非常小的一段是裸露的，局麻药与裸露的部分结合发挥作用。在蛛网膜下腔，有许多脑脊液，有相当长的一段神经漂浮在脑脊液中，药物可以与更多的裸露神经结合，因而起效快速。

其次是给药浓度的不同。高浓度的局部麻醉药不但可以阻滞感觉神经，还会阻滞运动神经，所以在剖宫产的麻醉过程以及之后的一段时间中，产妇不仅双下肢会失去感觉，而且想要移动一下身体也是困难重重，甚至几乎不可能完成。而分娩镇痛使用的是非常低浓度的局麻药，几乎不影响产妇的运动功能。

11. 怎样让准爸爸体验分娩痛？

准爸爸可以参加"分娩痛模拟体验"活动，通过不同的电刺激强度来体验分娩痛。

将分娩阵痛模拟仪的电极板连在准爸爸的肚皮上，当体验1级阵痛时，准爸爸跟周围人有说有笑的："像针刺了一下""跟被蚊子咬了差不多"。随着阵痛级别的提升，准爸爸不再淡定："我的心开始跳了""一抽一抽的""一阵阵感觉有东西在戳""感觉肚子在动"……当阵痛级别达到6级时，准爸爸已经不想与周围人对话了，身体也随着阵痛的到来不自觉地动了起来。虽然每种阵痛只持续几秒钟，可当阵痛级别升到 8 级，准爸爸们开始龇牙咧嘴，忍不住双手捂住肚子，弯下了腰。到了 9 级阵痛，准爸爸忍不住叫停，已经浑身是汗。

需要特别提醒的是，疼痛是一种非常糟糕的体验，剧烈疼痛可能给身体带来严重损害。分娩痛的强度是非常高的，在体验过程中有任何不适，都应该及时叫停，而不是强撑着，更不应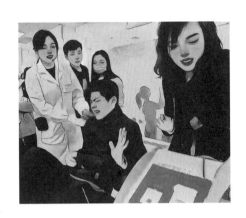该要求继续增加等级，试图体验更强烈的疼痛。

12. 分娩镇痛的费用贵吗？医保能报销吗？

目前分娩镇痛尚无全国统一的收费标准，其收费主要包括以下几个部分：椎管内操作技术费、镇痛期间管理和监测费、药品和耗材等消耗性物品的费用。

分娩镇痛并不是注射一针就了事，除了椎管内麻醉穿刺、置管外，在分娩镇痛期间，产科医生、麻醉科医生、麻醉科护士、助产士和新生儿科医生组成的团队会持续监测产妇和胎儿/新生儿的生命体征，并根据产程进展和监测情况调整用药方案，给予恰当的处理。然而，每位产妇的分娩时长相差巨大，随着时间的延长，管理和监测费用可能会相应增加，药品费用可能也会有所不同。

分娩镇痛的费用是否纳入医保？目前，分娩镇痛的医保报销范围全国各地并不一致，通常由各省、市、自治区根据当地的社会经济情况自行制订。但上海市已将分娩镇痛纳入医保。

13. 开展分娩镇痛的医疗机构应具备哪些条件？

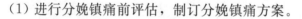

开展分娩镇痛业务的医疗机构必须是二级及以上综合医院或妇产医院；具备产科、麻醉科诊疗科目；具备开展分娩镇痛的专业技术人员；具有良好的椎管内分娩镇痛基础；医院给予必要的人员、硬件和政策支持。

医疗机构应当建立分娩镇痛管理服务团队，加强对相关专业医务人员（麻醉科医生、产科医生、儿科医生、助产士、麻醉科护士、产科护士）的培训和临床演练及考核，使其熟练掌握各种相关紧急情况的应对预案，以及"即刻剖宫产/急救复苏"等紧急情况的处理流程。注意并发症监测和防治能力建设，同时，应当有针对性地建立健全分娩镇痛质量控制体系，提高分娩镇痛的安全性。

14. 麻醉科医生怎样为接受分娩镇痛的产妇服务？

（1）进行分娩镇痛前评估，制订分娩镇痛方案。

（2）向孕妇及家属介绍分娩镇痛的相关情况，告知椎管内镇痛的利弊，并询问、回答孕妇及家属的问题，签署知情同意书。

（3）遵循椎管内分娩镇痛诊疗常规，操作及给药后至少床旁观察 30 分钟，并提供 24 小时技术服务。

（4）定期巡视，处理镇痛不全及椎管内镇痛可能出现的不良反应和并发症。

（5）负责紧急情况的抢救和即刻剖宫产麻醉。

（6）指导麻醉科护士完成分娩镇痛的记录、登记等工作。

（7）负责检查硬膜外操作用品车，及时补充、更换缺少和过期的用品和药品。

（8）负责检查、准备即刻剖宫产所用手术室，包括麻醉药品、监护仪、困难气道设备、快速诱导气管插管药物和设备、抢救药物等。

（9）下班前询问产科医生所有产妇的分娩计划，并进行书面和口头的详细交接班。

15. 麻醉科护士怎样为接受分娩镇痛的产妇服务？

对接受分娩镇痛的产妇，麻醉科护士的主要工作内容包括：

（1）负责分娩镇痛操作室设备、药品、耗材的日常保养与管理。

（2）对产妇进行初步评估、核查产妇的血常规和凝血报告单情况。

（3）在产科医生开出分娩镇痛医嘱后，通知麻醉科医生。

（4）开放静脉、建立监测、摆好体位。

（5）准备椎管内镇痛所需药品、设备。

（6）负责产妇生命体征监测、镇痛泵管理和相应医疗文书记录。

（7）若产妇出现镇痛不全、生命体征不稳，应及时向麻醉科医生汇报。

（8）配合即刻剖宫产的麻醉和抢救。

（9）分娩镇痛结束后，做好收费和随访工作。

16. 产科医生怎样为接受分娩镇痛的产妇服务？

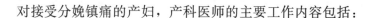

对接受分娩镇痛的产妇，产科医师的主要工作内容包括：

（1）评估产妇情况，制订分娩计划。

（2）对剖宫产后阴道试产、肥胖、有腰背部手术史、既往麻醉并发症史等的产妇，应及时请麻醉科医生会诊。

（3）根据产程情况，开具分娩镇痛医嘱/通知单。

（4）做好产程管理，处理产程和胎心异常情况。

（5）处理突发情况，决定产钳助产或剖宫产结束分娩。

（6）应及时通知麻醉科医生任何产房突发情况，促进团队合作，保证产妇的安全。

17. 助产士怎样为接受分娩镇痛的产妇服务？

对接受分娩镇痛的产妇，助产士的主要工作内容有：

（1）监测产妇的血压、心率、呼吸、脉搏血氧饱和度、宫缩、胎心等情况。

（2）观察产程，调整宫缩。

（3）协助产科医生处理相关并发症（产时发热、一过性胎心下降、尿潴留等）。

（4）对产妇进行产程和心理指导，调整产妇体位为侧卧位/半坐位。

（5）有任何异常情况均应及时报告产科医生和麻醉科医生。

18. 新生儿科医生怎样为接受分娩镇痛的产妇服务？

分娩镇痛是多学科协作的团队，新生儿科医生应为新生儿的安全保驾护航。在新生儿科医师未在场的情况下，应由麻醉科医师和妇产科医师共同负责抢救，由麻醉科医师负责新生儿的气管插管。

（1）对新生儿进行评估、筛查，将高危新生儿集中收治，进行观察、治疗。

（2）如果新生儿出现窒息，新生儿科医生负责现场抢救。

第二章　分娩镇痛的方法

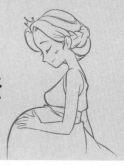

19. 什么是药物性分娩镇痛？

按照是否使用药物分类，将分娩镇痛方法分为药物性分娩镇痛和非药物性分娩镇痛。

药物性分娩镇痛是将各种具有镇痛效果的药物通过不同的给药方式注射到身体内，在疼痛的产生、传递以及大脑对疼痛的感知等各个环节进行阻断，从而减轻或者消除分娩期间疼痛的方法。

药物性分娩镇痛不仅可以减轻分娩过程中的疼痛，减少产妇对疼痛的恐惧，还可以缓解产后疲倦，提高母婴安全性，避免不必要的会阴侧切，降低产妇产后抑郁的发生率。

20. 药物性分娩镇痛有哪些类型？

按照给药方式的不同，药物性分娩镇痛可以分为以下几种类型：

（1）椎管内阻滞镇痛，又可以细分为硬膜外阻滞镇痛、蛛网膜下腔-硬膜外联合阻滞镇痛（俗称腰硬联合阻滞）、连续蛛网膜下腔阻滞镇痛。

（2）吸入麻醉药分娩镇痛。

（3）静脉注射分娩镇痛。

（4）肌内注射分娩镇痛。

不同的镇痛方法，除了给药方式不同之外，药物的种类、浓度、给药时间等也有所不同。其中，硬膜外阻滞或者蛛网膜下腔-硬膜外联合阻滞由于镇痛效果好、对母婴安全性高，是目前国内外最常用的分娩镇痛方式。

21. 什么是椎管内分娩镇痛？

椎管内分娩镇痛是将具有镇痛效果的药物注入椎管内的蛛网膜下腔或硬膜外腔，阻滞相应的脊神经根，于是该神经根感受的相应区域所受到的疼痛刺激便不能传递到大脑，从而发挥镇痛的作用。

顾名思义，椎管内分娩镇痛就是将药物注射到椎管内的一种镇痛方式。椎管是全部脊椎骨的椎孔共同串成的一条管道，这个管道内有脊髓以及包绕脊髓的各种结缔组织，这些结缔组织形成神经内膜、神经束膜、神经外膜等，在不同的层面上围绕、包裹、保护脊神经。椎管内就是指这些位于椎管内的脊神经以及神经外面的各层被膜等结构。麻醉科医生使用特定的技术将药物注射到这些不同层次的被膜周围，使其发挥镇痛作用。

脊椎骨是分节的，节与节之间有一定的间隙。在进行分娩镇痛操作时，麻醉科医生通常会选择腰背部某一个间隙进行穿刺，然后将特制的导管一端留在体内特定的位置，也就是上一段提到的"不同层次的被膜"的外侧或内侧，另外一端连接镇痛泵，药物便可以通过导管输送到相应位置。

脊椎骨表面有丰富的神经，针刺时会让人感觉非常酸胀，脊椎骨之间的间隙又很狭小。因此，为了顺利完成穿刺，避免穿刺针遇到脊椎骨，在操作期间，麻醉科医生会要求患者保持一个叫抱膝屈曲位（即俗称的"虾体位"）的特殊体位：侧卧于床的边缘，肩膀、背部与床垂直，然后弓背、低头、屈膝，双手抱膝。这个体位有助于增大脊椎骨之间的间隙，避免穿刺针遇到脊椎骨，带来额外的疼痛或损伤。通常来说，大多数麻醉科医生可能习惯右侧卧位，即右侧身体在下，左侧在上。假如保持这个体位有一些难度，或者会让你出现头晕、胸闷等不适，可以与麻醉科医生沟通，改成左侧卧位或者坐位。

22. 椎管内分娩镇痛的原理是什么？

分娩过程中，无论是第一产程的内脏痛，还是第二产程的躯体痛，疼痛信号的传导通路基本为：伤害性刺激经感觉神经纤维传入，疼痛信号在脊髓中进行整合，进一步上传至脊髓上中枢即大脑，经过脑内一系列神经突触传递，最终将信号投射至大脑感觉皮质。至此，产妇有了痛的感觉。

无论是哪种镇痛方式，基本原理都是阻断疼痛信号的完整传导通路，区别在于阻断信号传导的具体环节不同。

以硬膜外麻醉为例，其原理就是麻醉药品通过预留在硬膜外腔的导管注入硬膜外腔隙，在疼痛信号传至脊髓这一环节时阻断信号的继续传导，使得产妇的疼痛减轻，实现镇痛效果。

23. 椎管内分娩镇痛用什么药物，安全性如何？

椎管内分娩镇痛常用的药物包括局麻药和镇痛药。具体使用哪种药物，以及药物的浓度、剂量和输注速度等，应根据医生的建议和个体情况来确定。

常用的局麻药有利多卡因、罗哌卡因、丁哌卡因、氯普鲁卡因等。局麻药作用于神经，通过阻断信号的传导来达到镇痛效果。常用的阿片类药物有吗啡、芬太尼、舒芬太尼等。阿片类药物通过与神经系统内部的阿片受体结合，抑制痛觉传导，减轻疼痛感。

椎管内分娩镇痛所使用的局麻药和镇痛药的浓度都非常低，对于产妇和胎儿/新生儿都是非常安全的。但绝对的安全是不存在的，在医疗领域，椎管内分娩镇痛的过程也一样。分娩镇痛期间的操作和药物也可能带来一些风险，比如头痛、低血压、感觉异常等。在分娩期间以及分娩之后，如有任何不适，都应该及时告诉医护人员。医护人员将分析可能的原因，给予必要的处理。

24. 什么是静脉分娩镇痛?

静脉分娩镇痛是指通过静脉注射麻醉药物达到镇痛的目的，临床常用瑞芬太尼进行镇痛或联合使用止吐药物。

但需说明的是，静脉分娩镇痛没有椎管内分娩镇痛效果好，目前国内开展静脉分娩镇痛的机构不多，关于静脉分娩镇痛的临床经验及研究也都比较少，且静脉镇痛药物使用时的理想镇痛时机及剂量不易掌握，对新生儿的远期影响也尚不明确。因此，只有在产妇不适合做椎管内分娩镇痛，又有极强的镇痛意愿时才给予考虑。

因其目前存在镇痛不完善及影响产妇及胎儿呼吸的风险，在基层医疗机构监护条件、产程管理及手术条件可能不够完善的情况下，不提倡常规使用。但相信随着新型静脉镇痛药的问世和麻醉医生的共同努力，静脉分娩镇痛将会有更好的进步与发展。

25. 静脉分娩镇痛的原理是什么?

当疼痛刺激经由脊髓整合并向上传导至脊髓上中枢时，会激活人体自身的内源性疼痛调节系统，大脑释放内源性阿片肽，阿片肽与突触前、后膜阿片受体结合，最终使上行传递的痛觉信号减弱或阻滞。

静脉分娩镇痛的原理就是阿片类药物特异性地与不同脑区

内的阿片受体结合，模拟内源性脑啡肽的作用，激活体内的抗痛系统，阻断痛觉冲动的传导，从而发挥中枢性镇痛作用。

26. 静脉分娩镇痛用什么药物？安全性如何？

静脉分娩镇痛常使用的镇痛药物为阿片类药物瑞芬太尼。瑞芬太尼是一种超短效阿片受体激动剂，具有起效快、清除快的特点。虽然瑞芬太尼可通过胎盘屏障，但因其半衰期短，能够快速代谢、清除，对新生儿的影响相对较小。

但瑞芬太尼作为阿片类药物，在使用过程中仍然存在使产妇血氧饱和度下降、抑制胎儿呼吸的可能，因此在使用瑞芬太尼实施静脉分娩镇痛时，应当常规给予产妇吸氧，并进行心电监护及胎心监护，同时充分做好新生儿窒息复苏的准备，最大限度保障母婴安全。

27. 椎管内分娩镇痛与静脉分娩镇痛的优缺点各有哪些？

椎管内分娩镇痛与静脉分娩镇痛各有其优缺点。

（1）椎管内分娩镇痛的优点：①镇痛效果好。椎管内分娩镇痛可以提供较高水平的镇痛效果，能够有效减轻产妇在分娩过程中的疼痛感。②可调节性强。由于药物可通过调整输注速度和剂量来控制，因此可以根据产妇个体差异和需求进行个性化调节。③持续性好。导管插入后可以持续输注药物，在整个分娩过程中保持稳定的镇痛效果，确保产妇的舒适度。④对胎儿影响小。相对于静脉输注药物，椎管内分娩镇痛对胎儿的影响较小。

（2）椎管内分娩镇痛的缺点：①技术要求高。椎管内穿刺需要经验丰富、接受过专业训练的医生进行操作，技术要求较高。②风险较高。椎管内分娩镇痛可能会引发一些风险和并发症，如低血压、头痛、感染等。③对产妇行动自由度有一定影响。由于导管的存在，产妇的行动范围受到一定程度限制，若导管脱落则需要重新穿刺并放置导管。

（3）静脉分娩镇痛的优点：①相对简便。相比椎管内分娩镇痛，静脉分娩镇痛操作相对简便，不存在椎管内麻醉穿刺的风险。②无须特殊技术。静脉分娩镇痛不需要进行穿刺操作，仅需通过静脉输注药物即可实现镇痛效果。

（4）静脉分娩镇痛的缺点：①镇痛效果弱。相对于椎管内分娩镇痛，静脉分娩镇痛的镇痛效果较弱，且个体差异大。②不易调节。因为药物通过静脉输注进入全身循环，其作用不易调节。③对胎儿影响较大。部分药物可能会穿过胎盘影响胎儿，需要注意药物选择和剂量控制，并做好充分的产妇及胎心监护。

综上所述，椎管内分娩镇痛相对于静脉分娩镇痛来说，具有更好的镇痛效果和可调节性。但在选择具体方法时，应根据产妇的个体情况、医生建议以及实际情况进行综合考虑。

28. 什么是非药物性镇痛？

分娩镇痛方法按照分娩过程中是否使用药物进行镇痛分

类，分为药物性分娩镇痛和非药物性分娩镇痛。

非药物性分娩镇痛是指在不使用药物的前提下，通过其他方式降低产妇在分娩过程中的疼痛。

非药物性分娩镇痛能够在一定程度上缓解产痛，对产妇和胎儿的影响小。但与药物性分娩镇痛相比，非药物性分娩镇痛效果个体差异大，且镇痛效果不确定。临床上仍然以药物性分娩镇痛为主。

29. 非药物性分娩镇痛方法有哪些?

非药物性分娩镇痛包括：针刺镇痛、导乐分娩、经皮电神经刺激法、水中分娩、精神预防性分娩镇痛、Lamaze 呼吸镇痛法、按摩等。

非药物性分娩镇痛的不良反应较少，但镇痛效果也较差。有研究结果表明，精神预防性分娩镇痛仅能减少 10％左右的分娩痛。

30. 什么是导乐分娩?

导乐（Doula）分娩最早开始于美国，是指在分娩过程中，由专业的导乐人员提供连续的物理、情感和信息支持，以帮助产妇和她的伴侣度过分娩的各个阶段。在分娩过程中，常由临床经验丰富的医务人员（导乐人员、助产士等）一对一全程陪伴产妇。医务人员可在此过程中密切观察产妇及新生儿的情况，保证母婴健康安全。

（1）情感支持：通过倾听、鼓励和安抚，帮助产妇保持积极的情绪状态，减轻焦虑和恐惧感。

（2）物理支持：通过按摩、触摸、调整体位等方法，缓解疼痛和不适感，并促进产程进展。

（3）信息支持：向产妇和她的伴侣提供关于分娩过程、选项、权利等方面的信息，并回答他们的问题。

（4）沟通协调：与医护人员进行沟通，帮助产妇和她的伴侣理解医疗团队的建议和决策，并为他们提供必要的支持。

导乐分娩并不能取代医护人员的角色，而是与其合作，共同为产妇提供全面的支持。通过导乐分娩，产妇可以获得更多的关怀和陪伴，增强自信心，并在分娩过程中减轻疼痛感和压力。

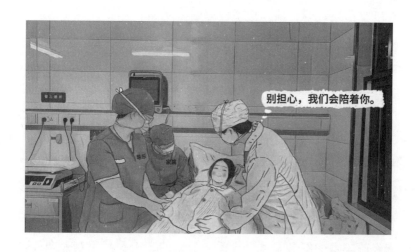

31. 什么是水中分娩？

水中分娩于 1805 年由法国的 Embry 医生首次提出并使用，即在进入第二产程后，在专业医生或助产士的监护下，将部分身体或全部浸入温暖的水中进行分娩。产妇在水中可以采取不同的姿势，也可翻身和休息。

在水中分娩时，温暖的水可以提供舒适感和轻微地缓解疼痛，帮助产妇更好地应对阵痛。温水的包裹可以促进肌肉的放松，减轻压力和紧张感。可能有助于降低血压，使产妇保持平静和放松的状态。水池或浴缸提供了一个相对私密的环境，让产妇感到更加安全和自由。

但需要注意的是，不是所有的产妇都适合进行水中分娩。

具体是否可行需根据个人情况、健康状况以及医生建议来确定。某些情况下如高风险妊娠、胎位异常或有感染等，可能不适合进行水中分娩。水中分娩需要在专业医生或助产士的指导下进行，并确保有合适的设备和监测措施。这样可以及时应对潜在的并发症，如困难产程、胎儿窘迫等。水池或浴缸必须严格清洁和消毒，以减少发生感染的风险。同时要避免大便排出到水中，以防止细菌传播。

水中分娩能够在一定程度上减轻软产道损伤，减少产妇人工镇静和催产素的干预，促进产后恢复。但水中分娩会增加产妇和胎儿感染及新生儿窒息的风险。

32. 怎样选择适合自己的分娩镇痛方法?

选择适合自己的分娩镇痛方法需要考虑以下几个因素:

(1) 个人健康状况: 首先要考虑自身的健康状况和医生的建议。有些特定的健康问题或并发症可能会限制某些分娩镇痛方法的使用。

(2) 镇痛效果需求: 根据自己对镇痛效果的需求, 如希望达到较高水平的镇痛效果还是可以接受较轻微的疼痛感, 来选择相应的方法。

(3) 个人意愿和偏好: 每个人对于分娩过程中是否使用镇痛方法以及哪种方法有不同的意愿和偏好。产妇可以根据自己对各种镇痛方法的了解、经验分享以及与医生的沟通来作出决定。

(4) 安全性和风险: 了解各种分娩镇痛方法的安全性和潜在风险, 并与医生进行充分讨论, 确保能够理解并接受可能出现的不良反应或并发症。

(5) 医院设施和资源: 不同医院可能提供不同种类的分娩镇痛方法, 要考虑所在医院的设施和资源能否满足产妇的选择。

最重要的是, 在选择分娩镇痛方法之前, 需要与医生进行充分的沟通和讨论。他们会根据产妇的个人情况、需求和健康状况给出专业建议, 并帮助产妇做出最适合自己的选择。请记得随时向医生提问并解决疑惑, 以便作出明智的决策。

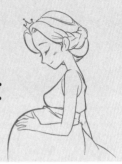

第三章　分娩镇痛的受众

33. 哪些孕妇可以做分娩镇痛？

经过产科医生和麻醉科医生的评估，具备阴道试产条件、没有椎管内麻醉禁忌证，在临产（即有规律的宫缩造成宫颈扩张和消失）后就可以申请分娩镇痛。

2002 年，美国妇产科医师学会（American College of Obstetricians and Gynecologists，ACOG）就提出：在没有医学禁忌的情况下，孕妇要求减轻分娩痛即为分娩镇痛足够的医学指征。在 2019 年的更新中，ACOG 重申了这一观点，并特别指出：所有接产医院均应提供分娩镇痛服务，且不因孕妇的支付能力而受到限制。

中华医学会麻醉学分会（Chinese Society of Anesthesiology，CSA）《中国分娩镇痛专家共识（2020）》指出，分娩镇痛的适应证包括：孕妇自愿；经产科医生评估，可进行阴道分娩试产者（包括瘢痕子宫、妊娠期高血压及子痫前期等）。

34. 哪些孕妇不可以做分娩镇痛?

椎管内分娩镇痛的绝对禁忌证很少,包括:孕妇拒绝或穿刺时不能保持体位不动、穿刺部位感染、颅内压增高、严重的凝血功能障碍、近期使用药物抗凝、未纠正的母体低血容量(如出血)。

椎管内穿刺是一个非常精细的操作,需要将一根柔软的导管(硬膜外导管)通过穿刺针的引导,放置在硬膜外腔。这是一个非常靠近脊神经的部位,所以需要产妇配合并保持一个特殊的体位,避免出现神经损伤。如果穿刺部位有感染,细菌可能随穿刺针到达神经附近,从而引起神经的感染和损伤。如果穿刺时有出血,近期使用抗凝药物或存在凝血功能障碍的产妇,血液不容易凝固,积聚的血液可能压迫神经。所以在这些情况下,产妇不适合接受椎管内穿刺,不可以做分娩镇痛。

还有一些相对禁忌证,比如存在全身感染、既往有神经系统疾病、严重的狭窄性心脏瓣膜疾病等。对每一位产妇,麻醉科医生都会进行椎管内镇痛的获益和风险评估及利弊分析,作出利大于弊的决定,为产妇提供安全的医疗服务。

35. 过敏体质的孕妇能做分娩镇痛吗?

过敏反应(超敏反应)是免疫系统对正常无害物质的不适

当反应。有些人仅对一种物质过敏，有些人对多种物质过敏，还有些人对许多物质过敏。过敏的严重程度因人而异，从轻微刺激到严重过敏反应都有可能发生，通常会导致打喷嚏、流泪、流鼻涕、皮疹，并常有瘙痒。严重过敏反应是一种可能危及生命的紧急状况。

过敏并不是分娩镇痛的禁忌证。鉴于严重过敏的可能危害，产妇应该积极主动地把自己的过敏史告诉床位医生、麻醉科医生和助产士，以便医护人员详细了解相关情况，如过敏开始的时间以及发生频率（例如，某个季节或者进食某种特定食物后）来判断过敏原，或至少判断过敏原的类型，以及治疗处理经过、恢复情况等，医护人员将根据这些信息做好相应的预案，避免产妇接触到这些可疑的过敏原，以及避免或尽量减少暴露于会使过敏症状加重或引起呼吸困难的某些其他刺激物。

36. 后背有文身的孕妇能做分娩镇痛吗？

文身后，色素、墨汁、金属离子等会残存在皮肤内，有人担心在穿刺过程中可能会把这些内容物带入椎管内，引起神经损伤等风险。临床实践和最新的动物实验均表明，这种情况并不会发生。不过，鉴于这种担心切实存在，可以采取一些策略避免文身的物质进入椎管内：

（1）向上或向下调整穿刺间隙以避开文身。

（2）侧入或选择文身区域内无图案的穿刺点。

（3）先在局麻下破皮再行穿刺。

（4）如果文身区域无法避开，可以直接穿刺。

37. 经常头痛的孕妇能做分娩镇痛吗？

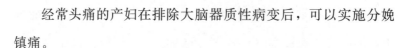

经常头痛的产妇在排除大脑器质性病变后，可以实施分娩镇痛。

部分产妇在椎管内穿刺后会出现头痛，称为硬脊膜穿破后头痛，通常是一过性的、体位性的。一过性是指持续一段时间后会消退，体位性是指头痛与体位相关，通常在坐位或者站立时加重，平卧后减轻、消失。可能的原因是穿刺时损伤了硬脊膜，在压力作用下，脑脊液从穿刺孔流出、丢失，造成颅内压改变，神经受到牵拉。这种头痛的发生率比较低。

对于已经合并头痛的产妇，在椎管内穿刺后症状是否会加重？对于这个问题，相关的临床研究很少。一项前瞻性研究评估了 160 名有偏头痛史的非产科的患者和 53 位年龄/性别与之匹配的健康志愿者腰穿后头痛的特征。腰穿时患者左侧卧位，使用直径为 0.9 mm 的创伤性 Quincke 腰穿针，收集 14 mL 脑脊液。腰穿会刺破硬脊膜，收集部分脑脊液可以模拟硬脊膜穿破后脑脊液的丢失情况。结果发现，硬脊膜穿破后头痛的总发生率为 32.2%，年轻、体重指数（评估肥胖的指标，用体重除以身高的平方，单位为 kg/m^2）低、腰穿后立即出现严重头痛和侧卧位穿刺失败后坐位取样是头痛发生的危险因素，偏头痛病史并不是危险因素。硬脊膜穿破后头痛发生后的持续时间两个组也没有区别，且腰穿没有诱发偏头痛。但是，这个研究不是硬膜外针穿刺（硬膜外针更粗），研究人群也不是产科患者。孕妇合并偏头痛是否增加硬脊膜穿破后头痛的风险，目前还没有相关研究。

38. 妊娠期高血压的孕妇能做分娩镇痛吗?

妊娠期高血压疾病（hypertensive disorder of pregnancy, HDP）是妊娠与血压升高并存的一组疾病，发病率为 5％～12％，包括妊娠期高血压、子痫前期、慢性高血压合并子痫前期和慢性高血压 4 种类型，是孕产妇和围生儿病死率升高的主要原因。其中妊娠期高血压是最常见的类型；子痫前期是妊娠期特有疾病，指妊娠 20 周后首次出现的高血压和蛋白尿。任何程度的子痫前期都可以导致严重的不良预后，包括胎盘早剥、肺水肿、急性肾衰竭、肝衰竭、休克、早产、胎儿生长受限、缺氧性神经损伤以及围生期死亡等。子痫前期孕妇若出现抽搐则诊断为子痫。HELLP 综合征是指在子痫前期的基础上出现溶血、肝酶升高、血小板减少。

妊娠期高血压并不是椎管内分娩镇痛的禁忌证，这类产妇是可以做分娩镇痛的。事实上，在没有椎管内麻醉禁忌证（如凝血功能障碍）的情况下，对所有先兆子痫患者尽早开始椎管内置管，通过硬膜外导管持续输注局部麻醉药，可以调整子宫胎盘血流量，延迟子痫前期患者的分娩时间，避免早产。对这些产妇的管理需要更加关注产妇分娩期间病理生理的变化，也需要产妇和家属更配合相应的治疗方案。

39. 妊娠合并糖尿病的孕妇能做分娩镇痛吗?

妊娠期糖尿病（gestational diabetes mellitus, GDM）是一种常见的代谢性疾病。世界范围内成年人的糖尿病发病率约为8%，可分为胰岛素绝对缺乏所致的 1 型糖尿病（diabetes mellitus type 1，T1DM）和胰岛素分泌不足伴特定组织对胰岛素抵抗所致的 2 型糖尿病（diabetes mellitus type 2，T2DM），糖尿病的诊断标准见表 3-1。

表 1　糖尿病诊断标准

检查项目	诊断标准
（1）空腹血糖* 或	≥7. 0 mmol/L
（2）口服葡萄糖耐量试验中 2 小时血糖** 或	≥11. 1 mmol/L
（3）糖化血红蛋白 A_{1c}（HbA_{1c}） 或	≥6. 5%
（4）具有高血糖典型症状或高血糖危象的患者，随机血糖	≥11. 1 mmol/L

* 空腹指至少 8 小时没有热量摄入。
** 试验应遵照 WHO 制订的方法，将等同于 75 mg 无水葡萄糖的葡萄糖负荷剂量溶于水中口服。
注：如果缺乏明确的高血糖症证据，标准 1～3 应再次重复测定。

在阴道分娩时，妊娠糖尿病不是椎管内镇痛的禁忌证，妊娠合并糖尿病的产妇可以做分娩镇痛。

走近神秘的分娩镇痛

40. 有腰部手术史的孕妇能做分娩镇痛吗?

有腰部手术史的产妇能否做硬膜外分娩镇痛,需要经过麻醉科医生的评估。腰部手术后,硬膜外穿刺的难度可能会增加,而且镇痛效果可能存在不确定性。

腰椎间盘突出患者保守治疗无效后经常做椎间盘切除术。Sharrock 等报道,有脊柱手术史的非产科患者硬膜外麻醉的成功率为 91.2%,而没有手术史患者的成功率为 98.7%,作者认为这是因为手术以后,腰部解剖结构发生变化,硬脊膜瘢痕形成,粘连于黄韧带,使得硬膜外腔不连续或消失。

但是,Bauchat 等对 42 名有椎间盘切除术史的孕妇和 42 名与之匹配没有手术史的孕妇进行的前瞻性病例对照研究发现,两组患者在镇痛药的总消耗量、椎管内操作持续时间或硬膜外导管更换需求方面没有差异。两组唯一的区别是有手术史的孕妇更可能需要尝试多个穿刺间隙。Bauchat 等认为这可能是由于手术技术的进步减少了硬膜外腔的创伤和瘢痕,标准的椎管内镇痛方法对接受椎间盘切除术的女性是有效的。

但是,在脊柱侧弯矫正术或减压椎板切除术的孕妇中,硬膜外管放置的成功率为 85%～95%,有效镇痛率只有 50%～60%。这可能是因为硬膜外导管进入了假的间隙中,所以没有镇痛效果。Hubbert 发现,在腰 5～骶 1 间隙有金属棒的矫形手术的孕妇,硬脊膜穿破、反复试穿和硬膜外穿刺失败的风险增加。

有过腰部手术史的孕妇,麻醉科医生会在实施椎管内分娩镇痛前仔细询问病史，进行体格检查，并可能要求提供相应的影像学检查资料。

41. 有腰椎间盘突出症病史的孕妇能做分娩镇痛吗？

有些孕妇合并腰椎间盘突出，或者曾经有过腰椎间盘突出，但并没有腰痛或下肢放射痛等症状。对于这些没有症状的孕妇，可以选择椎管内分娩镇痛。对于有症状的腰椎间盘突出的孕妇，麻醉科医生要担心硬膜外穿刺后会导致症状复发或加重，从而引起法律纠纷。

因此，在决定是否实施分娩镇痛之前，麻醉科医生会详细了解孕妇的腰椎间盘突出病史，包括腰椎间盘突出的节段、发作时的症状、治疗经过，目前有无腰腿痛、麻木等症状，并进行神经系统检查。某些时候，可能会组织产科、神经内科、麻醉科医生共同讨论，从患者利益最大化角度出发进行决策。如果决定实施分娩镇痛，麻醉科医生在操作时往往会尽量避开椎间盘突出的节段。产妇和家属也应该理解，产后出现腰腿痛的原因很多，如分娩前就已经存在疼痛，或者分娩过程中胎头压迫周围组织引起神经受压损伤，或者分娩时的特殊体位导致神经受牵拉等，与椎管内分娩镇痛并没有必然的联系。

42. 有脊柱侧弯病史的孕妇能做分娩镇痛吗？

脊柱侧弯不是椎管内分娩镇痛的禁忌证，但是椎管内穿刺难度会增加，出现神经损伤的风险会加大。手术前孕妇应该主动告知麻醉科医生相关病史，麻醉科医生会进行详细的评估，包括之前的影像学检查结果、骨骼/肌肉/心肺等系统疾病病史，以评估脊柱侧弯的病因、严重性和稳定性等。

如果麻醉科医生评估后认为可以做分娩镇痛，在穿刺期间，产妇应该积极配合，在摆好体位后尽量不随意活动。假如确实需要活动，应该提前告诉麻醉科医生，让他暂停操作，在能保持不动的时候继续穿刺，以免出现并发症。

43. 一胎剖宫产，二胎可以做分娩镇痛吗？

剖宫产后再次妊娠，并不是分娩镇痛的禁忌证。假如这一次妊娠期间没有前面提到的那些禁忌（详见《哪些产妇不可以做分娩镇痛》），是可以做分娩镇痛的。

但可以做分娩镇痛不意味着可以自然分娩，分娩镇痛只是减轻分娩期间疼痛的一种方法。对于大多数已做过剖宫产的孕妇，再次妊娠时首选的分娩方式是剖宫产。这是因为剖宫产后子宫存在一个瘢痕，再次妊娠时，分娩期间可能出现子宫破裂，这是一种严重的并发症，会危及母亲和胎儿的生命安全。部分产妇在经过产科医生评估后，如认为子宫破裂等并发症的风险较低，可以进行阴道试产。

对于剖宫产后阴道试产的产妇，分娩镇痛除了能减轻疼痛之外，还有一个独特的优势。那就是万一出现了子宫破裂或者可能要破裂了，需要紧急手术，这个时候，麻醉科医生可以直接通过硬膜外导管追加药物，省去了麻醉操作的步骤，可以快速提供手术所需要的麻醉，为抢救赢得宝贵的时间。

44. 经产妇产程很快，有做分娩镇痛的必要吗？

通常来说，经产妇的产程更短一些，也就是说在分娩期间要忍受疼痛的时间会更短一些。但是，影响产程的因素很多，除了是否初产，还包括产妇的心理因素、胎儿大小、产力和产道等。而且不论是初产妇还是经产妇，分娩期间疼痛的严重程度并没有太多区别。而前文已经讨论过疼痛给产妇和胎儿带来的危害，是有百害而无一利。

因此，只要产妇愿意，就应该申请分娩镇痛。事实上，我们建议产妇尽早申请分娩镇痛，以免承受不必要的疼痛。

第四章 分娩镇痛的过程与管理

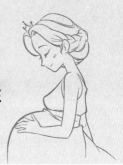

45. 怎样申请分娩镇痛?

在孕期的任何时候孕妇都可以前往麻醉门诊咨询麻醉科医生关于分娩镇痛的相关事宜,在进入产房临产后,产妇就可以向产科医生、助产士或产房里的麻醉科医生提出分娩镇痛的申请。产科医生和麻醉科医生共同评估分娩及镇痛的条件,在产妇没有相关禁忌证且签署分娩镇痛同意书后,就可以实施分娩镇痛。

46. 分娩镇痛的流程有哪些?

(1)产妇进入产房后即可提出镇痛要求,由助产士或麻醉科护士通知产科医生和麻醉医生进行分娩镇痛评估。在双方均确定无相关禁忌证后,由产科医生开具分娩镇痛医嘱,麻醉科医生向产妇及家属交代镇痛事项,并请产妇及家属签署知情同意书。

（2）助产士或麻醉科护士开放静脉，麻醉医生准备相关物品及药品，实施椎管内穿刺，穿刺成功后连接镇痛泵，并指导产妇正确使用镇痛泵。

（3）通常情况下，助产士观察产程，麻醉科护士管理镇痛。遇到异常情况应报告产科医生和麻醉科医生进行处理。分娩结束后观察 2 小时，若无异常，拔出硬膜外导管送回病房休息。

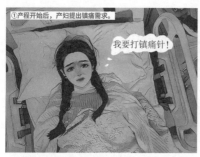

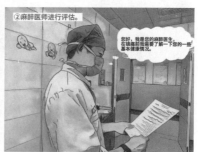

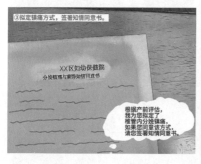

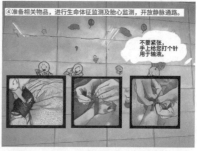

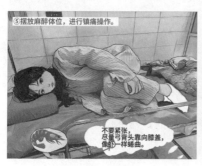

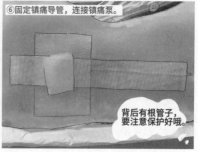

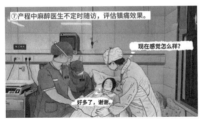
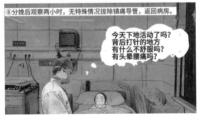

47. 产妇什么时候进产房，要带哪些物品?

产妇出现规律宫缩，且宫口开大至 1～2 厘米，或羊水流出，即应通知病区护士，准备进入产房待产。另外，经产科医生评估因病情需要终止妊娠，也将送进产房进行引产。

进入产房需要带入的物品包括：产检卡、孕妇手册、身份证；带吸管水杯、成人尿垫（60 厘米×90 厘米）、成人纸尿裤、纸巾各 1 包；胎监绑带 2 根、宝宝帽子和尿片各 1 个；少量小点心。将上述物品放在一个待产包里，不得带入贵重物品和首饰。

48. 分娩镇痛前，产妇要做哪些准备工作?

首先，产妇需要了解一下分娩镇痛的相关流程，其次对于自己的麻醉手术史，药物过敏史，是否服用抗凝药物及并发症、自身特殊情况等要及时告知麻醉科医生。另外，在进入产房后要避免摄入固体食物，但可饮用高能量无渣饮料以补充能量。

49. 宫口开到几指时可以做分娩镇痛?

目前不以产妇宫口大小作为分娩镇痛的开始时机。进入产程后的任何阶段,只要产妇提出接受分娩镇痛的要求,经评估无禁忌证,均可开始实施椎管内分娩镇痛。

大量临床研究表明,全产程椎管内分娩镇痛并不增加剖宫产率,也不延长第一产程,对母婴无不良影响。因此,目前已不再以产妇宫口开几指作为分娩镇痛开始的时机,产妇进入产房后只要有镇痛需求即可实施。

50. 等分娩疼得特别厉害时再做镇痛可以吗?

很多产妇在心理上和体力上都为分娩做好了充分准备,同时也是信心十足,但往往她们没有对分娩痛做好思想准备,很多人都远远高估了自己对疼痛的耐受能力,低估了分娩痛。所以,希望产妇在刚刚临产后先做好分娩镇痛置管,而当无法忍受分娩痛时,麻醉科医生便可以马上将镇痛药物推入,这样就可以立即缓解疼痛了。

51. 椎管内分娩镇痛是如何做的?

椎管内分娩镇痛效果确切、对母婴影响小、产妇清醒能主动配合,是目前应用最广泛的分娩镇痛方法之一,当分娩过程中发生异常情况需实施紧急剖宫产时，只要增加局部麻醉药的使用剂量，即可直接用于剖宫产麻醉。

椎管内分娩镇痛包括：连续硬膜外镇痛、腰硬联合镇痛、连续腰麻镇痛。连续硬膜外镇痛的操作方法如下：

（1）穿刺过程中监测产妇的生命体征。

（2）选择 $L_2 \sim L_3$ 或 $L_3 \sim L_4$ 间隙，严格按椎管内穿刺操作规范进行硬膜外穿刺，向头端置入硬膜外导管。

（3）经硬膜外导管注入试验剂量 3 毫升，观察 3~5 分钟，排除导管置入血管或蛛网膜下腔。

（4）若无异常现象，注入首剂麻醉药物，持续进行生命体征监测。

（5）测量镇痛平面（维持在 T_{10} 水平），进行 VAS 疼痛评分和 Bromage 运动神经阻滞评分。

（6）助产士常规观察产妇宫缩、胎心改变及产程管理。

（7）镇痛维持阶段建议使用 PCEA 镇痛泵，根据疼痛程度调整镇痛泵的设置或调整药物的浓度。

（8）观察并处理分娩镇痛过程中的异常情况，填写分娩镇痛记录单。

（9）分娩结束观察 2 小时，产妇无异常情况离开产房时，拔除硬膜外导管返回病房。

腰硬联合镇痛是蛛网膜下腔镇痛与硬膜外镇痛的结合，此方法集合了两者之优点，起效迅速、镇痛完善。腰硬联合镇痛的操作就是当硬膜穿刺针到达硬膜外腔后，在硬膜外穿刺针内置入腰麻针，通过腰麻针向蛛网膜下腔注入微量麻醉药，取出腰麻针放置硬膜外导管。

52. 椎管内分娩镇痛腰背部需要打几针，有多痛？

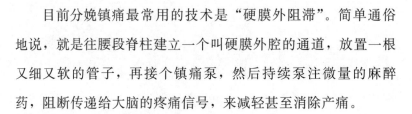

目前分娩镇痛最常用的技术是"硬膜外阻滞"。简单通俗地说，就是往腰段脊柱建立一个叫硬膜外腔的通道，放置一根又细又软的管子，再接个镇痛泵，然后持续泵注微量的麻醉药，阻断传递给大脑的疼痛信号，来减轻甚至消除产痛。

椎管内分娩镇痛的操作步骤如下：

（1）产妇按照医师要求摆好穿刺体位，消毒铺巾。

（2）在选定的穿刺间隙用 7 号细针做局部麻醉（先将局麻药注入皮下做一小皮丘，然后边进针边注射局麻药）。

（3）用 12 号粗针刺破皮肤。

（4）硬膜外穿刺针通过步骤 3 刺破的皮肤（针眼），逐层（皮肤-皮下组织-棘上韧带-棘间韧带-黄韧带）缓慢进针，直至硬膜外腔，此时穿刺者会有一个突破感。

（5）确认无刺破硬脊膜后，经硬膜外穿刺针引导，放置硬膜外导管。

（6）固定硬膜外导管，连接镇痛泵。

施行椎管内分娩镇痛腰背部"打针"时，患者常出现酸胀感，其疼痛程度远低于静脉穿刺。因为社会大众对这种操作缺少了解，更多的是"恐惧"和"害怕"，并非真正的"痛"。

53. 椎管内分娩镇痛为什么要摆"虾体位"？

分娩镇痛时一般让产妇侧卧，后背靠近床沿，头向前胸部屈曲，双手抱膝，使其紧贴腹部，就像一只大虾，被称为"虾体位"。为什么要摆这种体位，要从脊柱的解剖结构进行说明。成人脊柱由 26 块椎骨〔包括 7 块颈椎，12 块胸椎，5 块腰椎，1 块骶骨（由 5 块骶椎融合构成）、1 块尾骨（由 3～4 块尾椎融合构成）〕借韧带、关节及椎间盘连接而成。平时背上摸到的骨头"疙瘩"，就是椎骨上的棘突，椎骨棘突连贯成纵嵴，位于背部正中线。腰椎棘突呈板状水平向后。"虾体位"能够使脊柱尽量后突，增宽脊椎间隙，从而更有利于穿刺。

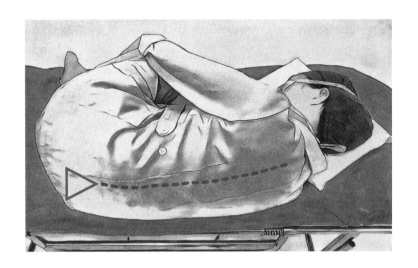

54. 摆"虾体位"时会不会挤压到肚子里的宝宝？

镇痛时摆"虾体位"的目的是使腰椎棘突间隙加宽，利于穿刺。而宝宝是置身在充满羊水的羊膜腔内的，羊水对于宝宝有保护和缓冲作用，"虾体位"是不会影响宝宝的，更不会挤压到宝宝。

55. 分娩镇痛背上打完针接上镇痛泵，还要管吗？

在分娩镇痛的过程中，麻醉科医生或麻醉科护士会一直陪在产妇身边，直至分娩结束。镇痛期间全程监测并记录产妇生命体征（如呼吸、心率、血压、体温、血氧饱和度）及胎心。椎管内分娩镇痛在首次注药（包括试验剂量）后应每隔 5 分钟监测产妇生命体征，直至首次负荷量注入后半小时；期间处理爆发痛后如给予追加剂量，应每隔 5～10 分钟监测一次生命体征，直至半小时后；分娩镇痛结束后继续观察产妇生命体征2 小时，无异常情况后即可返回病房。

56. 做了分娩镇痛，能在床上平躺、翻身或下床走动吗？

无痛针打好了，有效的分娩镇痛使刚刚还痛不欲生的准妈妈感觉宛如新生，又神清气爽起来了，能吃能喝能聊天，就像没事人儿一样。那么，接下来的问题就来了：是继续躺着不

走近神秘的分娩镇痛

动？还是起来走走？

分娩镇痛只是镇痛，不是麻醉！虽然在剖宫产麻醉过程中，双下肢无法抬起；但分娩镇痛只阻滞疼痛感觉，对运动行为（如下地行走、宫缩、屏气用力及排泄等）无阻滞作用，因此，99.1%的产妇可下地行走。目前国内的分娩镇痛大多数采用硬膜外穿刺置管技术，它已经被证实是最有效也是最安全的镇痛方式，且现在的产科镇痛已从传统形式发展到低浓度低剂量的给药模式，这种技术被认为是"可移动的""能走动的"或"行走中的硬膜外麻醉"，因此大部分产妇在这种镇痛下的身体平衡和肌力都没有受到影响，可以安全移动。但是，也要提醒各位，"起来走动"是有条件的！

（1）首先要排除产妇自身的问题或是否存在并发症。因为每位准妈妈的情况都不一样，产科医生和助产士会告知产程中的产妇是否可以起身走动。

（2）初次给予镇痛药后一段时间内暂时不要起身，麻醉医生会告知具体时间。

（3）起身前，麻醉科医生会进行生命体征、运动能力和平衡能力等的评估，评估后方能下床。

（4）起身走动时必须有陪同人员全程陪同，切不可逞能、自作主张，以防摔倒。

57. 做了分娩镇痛，还能吃食物喝水吗？

产妇进入产程后应避免摄入固体食物，以避免意外情况下的误吸。分娩期间可适当摄入清饮料，包括水、无气泡果汁、含糖饮料、茶、咖啡和运动饮料等。镇痛前开放产妇外周静脉，根据禁食水情况及是否合并其他疾病决定输注液体种类及速度；镇痛期间监测尿量，根据产妇生理及病情需要，维持液体输注直至分娩结束。

58. 做了分娩镇痛，还要做会阴侧切吗？

会阴侧切与分娩镇痛无相关性。目前临床上一般不对产妇常规进行会阴切开，只有当出现会阴过紧或胎儿过大、估计分娩时会阴撕裂不可避免者，或母儿有病理情况急需结束分娩者，或有产钳或臀位等阴道手术助产情况下，才需要行会阴切开。切开是在硬膜外麻醉或阴部神经阻滞麻醉联合会阴局麻生效后进行，以减轻侧切时的疼痛感。

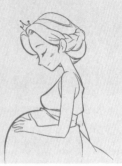

第五章 分娩镇痛的效果与结局

59. 做了分娩镇痛，多久可以起效，感觉怎么样？

　　分娩镇痛不是从一出现宫缩痛就使用麻醉药，而是在出现规律宫缩、宫口开大 1 cm 左右开始。先给予 5 ml 的试验剂量，然后连接电子镇痛泵，按照预先设定的模式追加药物，给药后 5～10 分钟后药物的作用开始显现，宫缩引起的疼痛逐渐减轻，但宫缩并不受影响，产妇能感受到较轻微的胀痛或腹壁紧张感，触摸腹壁也能明显感受到宫缩的开始和结束。

60. 做了分娩镇痛，是不是一点都感觉不到疼痛了？

　　分娩镇痛并不能达到真正意义上的完全无痛。分娩期间，随着产程进展，宫缩逐渐加剧，疼痛也变得越来越难以承受。此外，在不同的时期，疼痛的来源也不是一成不变的。刚接受分娩镇痛后，疼痛往往有一个明显的缓解，大部分产妇会觉得一下子轻松了许多，可以休息一下，养精蓄锐以待分娩；但也有部分产妇觉得还略有不足，麻醉科医护人员会根据产程进展和疼痛程度，以及产妇的自身体验，调整镇痛药的剂量，以最大限度地为产妇减轻疼痛。

分娩镇痛能把分娩疼痛从 10 级的剧烈疼痛降低到 3 级左右的轻微的、可以忍受的疼痛，这类似月经期反应，或变成类似肚子发紧的感觉。镇痛效果会因个人体质及生理条件不同，所达到的效果也不尽相同。使用分娩镇痛以后，通常可以将产妇的疼痛程度控制在 4 分以下，某些人甚至可以达到 0 分（少数人）。大部分产妇在实施分娩镇痛之后，宫缩时只会有肚子发紧的感觉，而没有太明显的疼痛感。

61. 做了分娩镇痛，效果能持续多久？

做了分娩镇痛，镇痛效果能持续到分娩结束。

分娩疼痛伴随着整个产程，产程的长短因人而异，个体差异较大。影响分娩疼痛的原因有很多，孕妇的身体情况、骨盆大小、休息和睡眠情况、摄入的能量及水分是否充足等因素，都可能影响分娩疼痛的持续时间。分娩期间，通过硬膜外导管可以持续给药，发挥连续的镇痛作用，直到胎儿娩出停止给药。停止给药后，已经进入体内的药物还能持续发挥一段时间（通常 2~3 小时）的镇痛作用。

62. 为什么开始不痛现在痛得很，是分娩镇痛失败了吗？

在分娩期间，宫缩的程度、持续时间、间隔时间会不断变化。

随着产程进展，宫缩持续时间越来越长，间隔时间越来越短，强度也会不断增强。而镇痛泵是按照预先设定的模式给药，所以可能出现镇痛不足的情况，也就是说，产妇感觉疼痛逐渐加剧，可能是因为宫缩更剧烈，疼痛更严重，现在的给药模式不能抑制这种程度的疼痛。

此外，分娩期间疼痛的来源和性质也会发生变化，在产程早期，主要是内脏痛，产程后期不仅有内脏痛，还有躯体痛。因此，随着产程进展，产妇可能感受到镇痛效果变差了。

不论是什么原因，在接受分娩镇痛后，如果产妇觉得疼痛加剧或者有任何其他不适，请及时联系麻醉医生或者请其他医护人员转告麻醉医生，医生将对产妇的状况进行评估，做出恰当的处理，帮助产妇安全、舒适地完成分娩。

63. 过早做分娩镇痛，待产时间长，不起效了怎么办？

一旦进入产程，如果产妇要求使用镇痛，在产科医生、麻醉医生进行评估并取得产妇同意、签署知情同意书后，就可以实施。不论待产时间多久，分娩镇痛的药效会一直维持到产妇生完小孩和产后 2 小时，在此期间，麻醉护士会持续监测产妇的生命体征和胎儿的胎心情况，如果产妇感觉疼痛加剧或有其他不适主诉，麻醉科护士会第一时间通知麻醉医生，经评估后调整给药剂量，保证产妇在一个无痛、舒适的环境下完成分娩。

64. 镇痛分娩比非镇痛分娩安全吗？

这个问题涉及硬膜外分娩镇痛的风险与收益二者之间的关系。

作为一项医疗操作，镇痛分娩是有一些可能的风险的，比如低血压、硬脊膜穿破后头痛、分娩镇痛相关发热、尿潴留等，不过这些风险出现的概率很低，而且通过处理不会给母婴带来长期的负面影响。分娩镇痛最直观的优点是在减轻产妇分娩疼痛的同时，还可以避免因为害怕疼痛而选择剖宫产。此外，在需要转剖宫产时可以直接通过导管追加麻醉药，缩短麻醉操作时间。在紧急情况时，这几分钟的时间是至关重要的。因此分娩镇痛还可以给产妇提供安全保障。

65. 分娩镇痛对母婴有哪些好处？

（1）分娩镇痛最直观的优点就是减轻了产妇的分娩疼痛。进行镇痛分娩后，将明显缓解剧烈的宫缩疼痛，缓解产妇的疼痛和焦虑，使分娩过程更加舒适。

（2）分娩镇痛可以降低剖宫产率。害怕分娩疼痛是产妇选择剖宫产最主要的原因。随着分娩镇痛可以显著减轻分娩疼痛，从而在客观上降低了剖宫产率。

（3）分娩镇痛更有利于母婴安全。分娩镇痛通过阻断伤害刺激的传入和交感神经的传出，可减少母体儿茶酚胺、促肾上腺皮质激素和皮质醇的释放，降低产妇应激反应；减少产妇不必要的能量消耗，避免子宫胎盘血流量减少，改善胎儿氧合，防止母婴酸中毒的发生，更有益于母婴健康。

66. 催产素滴了一天，还不生，怎么办？

催产素，又叫缩宫素，是产房最多使用的药物之一，主要用于引产及加强子宫收缩。在妊娠晚期临近分娩时，产科医生可能会使用催产素。

催产素的主要作用包括：①催产，在出现宫缩乏力、产程进展缓慢时用来加快产程进展；②引产，在使用催产素引产时，会有专人陪护，调节剂量，以达到恰当的宫缩同时避免子宫强直收缩；③增强宫缩，减少产后出血；④OCT 试验，利用催产素诱导宫缩，同时观察胎心率与宫缩关系的变化，借此评价胎盘的功能。

临床上，在第一天使用催产素后，可能没有出现产妇临产的状态，但催产素还具有软化宫颈、促进宫颈成熟的作用。这个时候，第二天继续使用，也许就能出现明显的效果。

在临床过程中，如果产妇有任何疑问，可以及时询问床位医师，他们会向产妇解释各项操作、用药、治疗的临床意义。

事实上，在进行各种临床操作和治疗之前，床位医师都会向产妇及家属告知该治疗的意义、必要性和相关风险，在这个沟通以及之后接受治疗的过程中，如果产妇有任何疑问或者不适，都可以及时地与床位医师或护士进行沟通，反馈产妇的体验或者该治疗措施的效果，这有助于医护人员进一步的评价并给予合适的治疗措施。

67. 分娩镇痛会延长产程吗?

分娩镇痛对产程的影响，一直是广大孕产妇甚至产科医生顾虑的内容。椎管内分娩镇痛对产程的影响目前已得到国内外的广泛研究，初期的研究结果不一，影响因素包括产妇的一般情况、局麻药物的种类、浓度和剂量、给药的模式等。有研究发现，椎管内分娩镇痛可使第二产程延长约 15 分钟。但是，这些研究均认为，分娩镇痛对母婴无不良影响，产程的延长只是分娩时间的增加，胎儿的健康并没有受到不良影响。在一些研究中，第二产程超过 8 小时甚至更久，最终也顺利分娩且没有任何母婴不良事件。美国妇产科医师学会（American College of Obstetricians and Gynecologists，ACOG）和美国母胎医学会（Society of Maternal-Fetal Medicine，SMFM）在 2012 年对第二产程延长的诊断标准由既往的超过 3 小时改为现在的 4 小时。2014 年中华医学会妇产科学分会产科学组制订了《新产程标准及处理的专家共识》，其中提到：对于初产妇，如行硬脊膜外阻滞，第二产程超过 4 小时（对于经产妇，为 3 小时），产程无进展；如无硬膜外阻滞，第二产程超过 3 小时（对于经产妇，为 2 小时），产程无进展，可以诊断为第二产程延长。

因此，我们不必担心分娩镇痛是否影响产程的问题。

68. 分娩镇痛会增加器械助产率吗？

分娩是一种自发的过程，在临产后，通过子宫各段依次有节律地收缩，将胎儿和胎盘等从宫腔内沿着产道娩出。顺利的分娩，需要 4 个因素的相互配合：产力、产道、胎儿、心理因素。产力是指分娩时的子宫、腹肌、膈肌和肛提肌等肌肉的收缩力，其中子宫收缩力是主要因素，产道包括骨盆等骨性结构以及宫颈等软产道，胎儿因素指胎儿大小、有无畸形、胎头与骨盆的相对位置等。

产道、胎儿因素并不会因为是否实施分娩镇痛而发生变化。那么，在接受分娩镇痛后，肌肉的收缩力会出现什么变化吗？痛觉和肌肉收缩是由两种结构、功能都不相同的神经纤维负责：较为细小的感觉神经纤维将疼痛信号从外周传递到中枢后，人们感受到疼痛；较为粗大的运动纤维将肌肉收缩的信号从中枢传递到外周，肌肉便开始收缩。

椎管内分娩镇痛通过药物阻断子宫收缩引起的疼痛信号向中枢的传导，减轻疼痛。细小的感觉纤维对这些药物很敏感，只需要非常低的浓度就可以阻断信号的传递，而运动纤维比较粗大，不容易受到这些低浓度药物的影响。

此外，接受椎管内镇痛后，产妇不再遭受剧烈疼痛的折磨，精神状态更饱满，体力更充沛，更加有助于分娩的顺利进行。许多临床研究也证实，分娩镇痛不影响产妇的分娩方式，不会增加器械助产率。

69. 分娩镇痛会增加剖宫产率吗？

很多产妇因为惧怕分娩过程中的疼痛而选择剖宫产。剖宫产的过程中是不痛的，但在对疼痛的恐惧下，剖宫产术后的疼痛以及手术带来的其他风险，都被低估了。有了分娩镇痛，在阴道分娩的过程中，不必忍受剧烈的疼痛，可以大大降低这部分人群的剖宫产率。

但是，分娩镇痛只是减轻疼痛，而顺利的阴道分娩受许多因素的影响。如合并巨大儿、胎位不正、宫缩不协调等因素时，分娩疼痛会更加剧烈，这些产妇可能会更强烈地要求分娩镇痛，要求更早的开始镇痛，而且可能需要更大剂量的药物才能缓解疼痛。这部分产妇在接受分娩镇痛后，更可能会中转为剖宫产。正是因为这样的原因，早期的一些回顾性研究认为：潜伏期（产程早期）硬膜外分娩镇痛会增加剖宫产率。

目前多项随机对照研究证实，无论在潜伏期还是活跃期实施分娩镇痛，均不会增加剖宫产的发生率，潜伏期分娩镇痛与剖宫产率并无直接相关性。因此，我们推荐全产程镇痛，以尽可能地减少疼痛的持续时间。

70. 全产程镇痛的产妇，第二产程需要注意什么？

第二产程时的强烈宫缩可引起产妇的剧烈疼痛，助产士可通过产妇的表情等方面来评估宫缩的开始和结束，进而指导产妇在宫缩时屏气用力，在宫缩间歇期吸气、休息，恢复体力。接受分娩镇痛后，产妇的肌肉收缩力并没有明显变化，照样可以屏气用力，但缓解疼痛后，通过面部表情来评估宫缩就不那么准确了，必须借助其他更客观的指标，如胎心监护、手掌或压力感受器在腹壁感受张力变化等，以此来评估宫缩的起止。

因此，对于全产程镇痛的产妇，在第二产程，助产士或产科医师的指导是非常重要的。通过良好的产程指导，可以增强医患之间的配合，增强产妇的自信，促进顺利分娩。

71. 做了分娩镇痛，会影响产后排尿吗？

分娩镇痛后可能发生尿潴留，是因为使用的镇痛药会在体内维持有一定的血药浓度，它能阻滞骶丛交感神经纤维，影响膀胱逼尿肌的功能并降低神经反射作用，导致腹肌、膈肌收缩力减弱，干扰生理排尿功能。随着药物在体内的代谢，浓度不断降低，相关的影响会逐步消失，排尿功能也将恢复正常。

由于分娩期间膀胱的充盈、膨胀可能会影响胎儿头部的下降，胎头对膀胱的压迫可能导致膀胱充血水肿。因此，分娩期间可能会使用一次性导尿管排空膀胱。分娩后，鼓励产妇早下床、多活动，有助于排尿功能的恢复。如果出现尿潴留，可以通过热敷、按摩、微波照射等刺激膀胱收缩，促进膀胱功能的恢复。

72. 做了分娩镇痛，还能感受到宫缩吗？

一般而言，分娩镇痛不会影响宫缩。目前，硬膜外分娩镇痛采用低浓度的局麻药，可以阻断痛觉向中枢的传导，但并不影响子宫的收缩。因此，很多产妇接受分娩镇痛后，原本宫缩时感觉到的剧烈疼痛大大减轻，但是仍能感觉到肚子"发紧"，这种"发紧"就是宫缩正在进行的表现。

73. 做了分娩镇痛，分娩时还能使得上力吗？

分娩镇痛是阻断了产妇的疼痛觉在神经中的传导，但不影响其肌肉的运动功能，故不影响产妇分娩时的屏气与用力。

分娩镇痛可以让准妈妈们明显缓解甚至完全消除疼痛，从而减少分娩时的恐惧和疲倦，在产程中能得到较好的休息，宫口开全时，有充足的体力在产科医师或助产士的指导下顺利完成分娩。

试想一下，假如没有镇痛，分娩期间的每一次宫缩都让人痛不欲生，而随着产程进展，宫缩越来越频繁，持续时间越来越长，间隔时间越来越短，疼痛的程度也逐渐增加。在这个过程中，产妇的体力逐渐消耗，精神状态也渐渐变差，哪里还能使得上劲，好好地配合产科医师/助产士的指导呢？

74. 分娩镇痛转剖宫产，背上还要再打麻药吗？

分娩是一个动态不可预知的过程，若出现胎儿窘迫、羊水浑浊、产前异常出血、脐带脱垂等情况，可能需要行紧急剖宫产，以尽快娩出胎儿。

分娩镇痛后，假如需要中转剖宫产，不用再次穿刺，通过预留的硬膜外导管，追加局部麻醉药物，就可以达到符合手术要求的麻醉，可以节省麻醉操作时间，有利于母婴抢救，而且通过这根导管，还可以连接镇痛泵，用于术后继续镇痛。

75. 做了分娩镇痛，产妇会变"傻"吗？

"一针傻三年"的误传，让一些宝妈对分娩镇痛望而却步，宁可咬咬牙挺一挺。分娩镇痛是否影响人的认知和记忆呢？相关研究表明，分娩镇痛使用的局部麻醉药物不会影响妈妈们的记忆力和认知水平。椎管内分娩镇痛是局部给药，作用部位是外周神经（部分脊神经），而负责记忆的海马区位于头颅内，两者相距"十万八千里"，而且，分娩镇痛的药物作用时间短、代谢快（1~2小时），具有可逆性，停止给药后效果就逐渐消失。

但是生活中一些新手妈妈以亲身经历告诉大家，分娩以后记忆力大不如前。这可能有两方面的原因。一方面是，人的记忆力、专注力和情绪有着很大关系，而初为人母的新手妈妈们在分娩之后，生理和心理都发生了巨大改变，生活的重心聚焦于对幼儿的照顾和看护，满脑子都是宝宝哭了、宝宝醒了、奶瓶、奶粉、尿不湿……难以得到充分的休息，对日常生活中的一些事物容易出现记错或者忘记的情况。另一方面是，在出现不好的情况时，人们天然地会想找一个外在因素对此进行解释。于是，当有人说打了麻醉药会让人变笨，不论这一说法是否正确，有没有限定的前提，都会获得一定的社会传播，然后，以讹传讹。

事实上，即使是作用于大脑的全身麻醉药物，目前也没有证据表明会影响人的认知和记忆功能，更别说是这种只影响局部的麻醉方式和药物了。

76. 做了分娩镇痛，会增加产妇腰痛吗？

分娩后，有一些产妇会出现腰臀部的疼痛，可能还伴有腿部的放射性疼痛，有时觉得翻身都有点不方便，这种情况通常在久坐或久站后出现。有人认为这是麻醉药惹的祸。

椎管内分娩镇痛通过在腰背部置管、给药发挥作用，扎针时会对腰背部肌肉产生一点损伤，可能出现局部的疼痛，但这种疼痛是很短暂的。可以想象一下，假如身体的某个部位意外受到针刺或者小刀的切割伤，会持续多久呢？生活的经验告诉我们，持续时间很短，也就1～2小时，范围也局限在受伤的很小区域。

而产后腰痛的情况、持续时间和范围都超过了穿刺针所能引起的程度。这提示我们，其他因素可能发挥了更重要的作用。目前的研究结果也证实，无论有没有使用硬脊膜外麻醉，产后腰痛的发生率都是相当的，硬膜外分娩镇痛不会增加产后腰痛的风险。

77. 产后腰痛的常见原因有哪些?

前面我们说过，分娩镇痛不会引起产后腰痛。但腰痛是产妇分娩后客观存在的，国外报道的发生率高达 $45\% \sim 80\%$，不过经过健康锻炼、理疗康复，一般都可以得到很好的恢复。产后腰痛常见的原因有:

(一) 自身生理原因

(1) 其实不少孕产妇的腰疼在孕期就埋下了种子。孕妇孕中期体重迅速增大，使腰椎向前突出，骨盆应力增加，导致腰椎前凸，骨盆前倾加重，致使腰背部的生理结构被改变，造成脊柱周围的肌群动态平衡被打破。伴随着子宫增大、身体重心改变，很多孕妇的身体还容易出现脊椎腰段过度前凸和颈部前屈。

(2) 另外在怀孕期间，孕妇会分泌一种激素: 松弛素。它促使子宫肌层松弛、耻骨联合分离和宫颈软化，从而帮助妈妈身体适应胎儿的生长，并为分娩做好准备。但松弛素也会让韧带变得松弛，比如腰椎前纵韧带和后纵韧带的关节松弛可能让

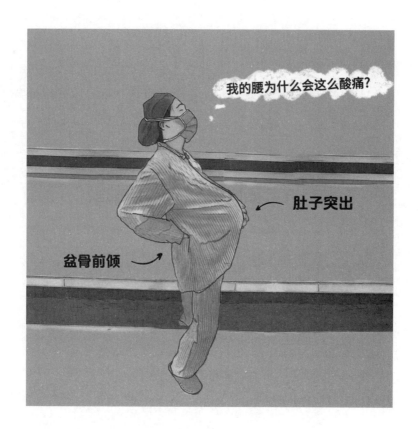

腰椎更不稳定，造成产后腰痛。

（3）伴随着孕妇肚子一天天增大，部分孕妇会发生腹直肌分离。腹直肌是腹部两条肌肉由中间的筋膜相连，胎儿不断生长腹壁持续扩张，连接腹直肌的筋膜不断被拉伸，也会引起腰背痛。另外产后腹直肌松弛，力量减弱，骨盆在股直肌的拉力下发生骨盆前倾，使得腰椎前突，破坏了腰椎的正常生理弧度，也会引起腰部疼痛。

（二）其他原因

（1）喂奶：经常采取不当或不放松的姿势喂奶，会使腰部肌肉总处于不放松的状态中，导致腰部肌肉受到损伤，如果妈妈喂奶时身体侧倾或前倾，容易很快感觉腰酸背痛。

（2）换尿不湿：如果长时间弯腰换尿布或尿不湿，容易加重腰椎关节、肌肉和韧带的负担，从而导致腰痛。

（3）负重：长时间抱孩子不可避免会对腰部的肌肉、椎间盘带来一定的压力。当需要俯身搬运某些物品时，不要弯腰俯屈！应该屈膝，蹲下来，上身直立，抱好后再起身，这样可以减少对腰部肌肉的损伤。

（4）缺钙：产后哺乳的妈妈，宝宝要从乳汁中尽可能地吸收生长所需的钙质，若妈妈们没有及时补充，就会导致产后妈妈身体缺钙，进一步加重腰酸背痛。

（5）长期卧床：产妇产后活动较少，加之体重增加，腹部赘肉增多，增大了腰部肌肉的负荷，进一步导致腰背部肌肉力量下降，不能恢复到正常的腰椎生理结构，从而导致慢性腰痛的发生、发展。

（6）外源性疾病：产后恶露排泄不畅引起盆腔血液淤积、急慢性盆腔炎、盆腔良恶性肿瘤、子宫脱垂、产后骶髂关节炎、强直性脊柱炎等疾病也会引发产后腰痛。虽然孕期腰痛很少由椎间盘突出引起，但是妈妈们产后还是要警惕腰椎长期过度负荷造成腰椎间盘退变，甚至发生椎间盘突出。

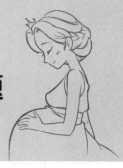

第六章 分娩的相关问题

78. 影响自然分娩的因素有哪些?

影响自然分娩的因素主要有产力、产道、胎儿及社会心理 4 个因素，各因素之间可相互影响。

（1）产力：产力是子宫的收缩力量，是将胎儿产出的主要力量。如果子宫先天发育不良、子宫结构异常或在生产过程中产妇因疼痛而哭闹、喊叫，消耗能量较大，这些因素均可导致子宫收缩力变弱。

（2）产道：产道是胎儿娩出的通道。如果骨盆过小，就会影响胎头入盆、胎儿下降，最终影响胎儿娩出的进程。

（3）胎儿：胎头或胎体过大，通过产道常发生困难。另外，胎位也会影响经阴道分娩，通常头位比较容易生产，臀位会明显增加生产风险，横位则不能经阴道分娩。

（4）社会心理因素：产妇如果分娩时过度紧张，可导致子宫收缩乏力、产程延长，甚至可导致胎儿缺氧、产后出血等，所以良好的心理因素对产妇的自然分娩也至关重要。

79. 哪些产妇需要行剖宫产?

剖宫产是解决难产的分娩方式,当存在以下高危因素时要考虑行剖宫产:

(1)胎儿因素:如胎儿过大、胎位异常、双胎、多胎的可考虑行剖宫产。另外,如胎儿在宫内出现缺氧的情况,继续妊娠会增加缺氧的风险时也需要考虑即刻行剖宫产。

(2)孕妇的因素:如产道异常、产程进展异常、瘢痕子宫、前置胎盘、胎盘早剥、产前阴道大量出血或伴有严重的妊娠并发症、不适合继续妊娠者也要考虑行剖宫产。

分娩期间,产科医师和助产士会不断地评估产程进展,为产妇提供恰当的指导。

80. 为什么有的产妇生孩子只是腰酸而疼痛不明显?

生孩子对于女性来说是一道极富挑战性的关卡,尤其是对于疼痛的感受,因为体质的原因,不同的人对疼痛的感知和耐受程度不同,每个人对于"分娩之痛"的感受也有所不同。分娩期间子宫收缩会引起疼痛,胎头下降的过程中对盆腔脏器和神经产生压迫,可能会引起腰背部的酸胀或疼痛。所以,分娩期间有人痛不欲生,而有人的感受仅仅是以腰部酸胀为主。

81. 为什么有的产妇生孩子快，有的产妇却很慢？

首先，影响自然分娩的因素主要有产力、产道、胎儿及社会心理因素四个方面。各因素正常并相互适应，则胎儿经阴道顺利自然娩出就快。其次，是否有过自然分娩的经历也会影响到分娩的速度。如果是初次生产，宫口开的会比较慢，产程往往较长，但一般总产程不超过 24 小时。如果是经产妇，一旦临产，产程往往进展较快，有的快至数十分钟即可分娩。最后，如果孕妇在怀孕期间科学饮食、适当活动，胎儿体重增长在合理范围，那分娩也会相对快一些。还有一点需要强调，在分娩的过程中孕妇也要学会与助产士的配合：在助产士的引导下，不仅可以掌握用力规律，该屏气的时候屏气用力，该休息的时候放松休息，再加上平稳的心态，那产程也会得以缩短；而有些孕妇很紧张，没有任何的经验，不知怎样将呼吸和用力配合起来，分娩的时间则会较长。

82. 胎膜破了，羊水是否会流出，会影响胎儿吗？

在妊娠的任何时期，都可能出现胎膜破裂。胎膜破了以后羊水是否流出，则取决于胎头是否入盆。如果胎头已入盆，宫缩时胎头会"堵住"胎膜破口处，阻碍羊水流出。胎膜破裂之后通常会有羊水流出，宫腔内羊水过少可能威胁胎儿健康，破裂时间过长，会增加母婴感染的风险。

在孕 34 周前出现胎膜破裂，如果没有母胎禁忌证，可以选择期待疗法，在监测下继续妊娠。在孕 34～36 周出现胎膜破裂，可以继续妊娠，也可以终止妊娠，在此两种情况下，新生儿并发症的综合发病率并没有统计学差异。但这并不意味着胎膜早破不需要重视，如果产妇在家，发现阴道流出透明清亮的液体（也可能带有一些血丝或者有些浑浊），应该立即平卧，并尽快前往医院就诊；如果是在住院期间，应该尽快卧床休息并告知医护人员，她们会为您安排进一步的检查。当出现胎儿监护异常、羊膜腔感染或者胎盘早剥等征象时，需要立即终止妊娠。

需要提醒产妇的是，在妊娠期间出现任何异常，都应该及时与您的医师联系，寻求有针对性的指导意见。

83. 产妇能随意催产吗？生得快一点可以吗？

是否需要催产取决于孕周、胎儿大小、胎儿在宫内的情况以及产程进展等，产科医生会综合评估产妇情况，从而选择适宜的催产方式和时机。如果产程进展顺利、胎儿状况良好，则无须人为干预。

此外，产程进展是有一定规律的，需要母体和胎儿做好相应准备，各项要素要相互适应，并不是越快越好。在分娩期间，时间的长短有时并不太重要，胎儿在体内没有明显异常、安全分娩才是关键。

84. B超提示胎儿头大，可以顺产吗?

胎头过大可能会影响经阴道分娩。临床上一般使用B超来估测胎儿及胎头大小，产科医生也会综合评估胎头与孕妇骨盆的适应程度，如果胎头与骨盆适应良好，能够正常入盆，那孕妇就要对分娩有信心，在临产后积极配合医护人员。在正确的评估和良好的指导下，通常能够顺利地完成阴道分娩。但如果有其他异常，如头盆不称（胎头和骨盆不相适应）、胎方位异常等，就要考虑行剖宫产分娩了。

85. 产妇产时发热是怎么回事?

产时发热是指产妇在产程过程中，体温大于或等于38℃，不同文献报道的发生率差异较大，通常为 $1.6\%\sim14.6\%$。可能的病因有：

（1）感染性因素：如产前存在妊娠期高血压、妊娠期糖尿病、妊娠期贫血等基础性疾病，临产后导致病原菌入侵而引起感染性炎症，从而引发高热症状，还包括产程延长及胎膜早破等其他因素。

（2）非感染性因素：包括妊娠分娩应激状态、无菌性炎症反应、硬膜外分娩镇痛等。硬膜外分娩镇痛导致产妇发热在初产妇更为常见。有文献报道，硬膜外分娩镇痛后体温升高概率随镇痛持续时间增加，与是否感染无关，但不排除部分产妇同时合并有宫内感染。

总之，产科医生会通过孕妇的临床表现和病原学检测结果进行判断，并结合母胎状况来做出相应处理。

86. 人工破膜后能活动吗？

人工破膜后，若胎头尚未入盆，则不建议下床活动，还需卧床抬高臀部，避免羊水过多过快流出，以免引发脐带脱垂、胎盘早剥等危及母胎生命的紧急情况，但产妇可以在床上取舒适体位，适当多翻身，活动手脚。若胎头已入盆，产妇未合并严重疾病或无任何不适可采取自由体位，选择走动、站姿及坐姿等多种体位，这样不仅可增加舒适度，还可以促进产程进展。应用硬膜外镇痛后能否下床活动，不仅需要麻醉科医师评估孕妇的下肢感觉、运动等情况，还需要在专人的看护、陪伴下才能下床活动，以避免发生跌倒等意外。

87. 分娩后产妇能吃哪些食物？不能吃哪些食物？

刚分娩的产妇由于体力消耗较大以及大量出汗，消化道功能还未恢复，因此建议进食易消化、清淡的、富有足够热量的半流质和流质饮食，如带水分较多的面食、各类糊状食物、各种花式的粥等；产褥期因哺乳和身体恢复的需要，建议进食鱼、虾、瘦肉、鸡蛋、牛奶等富含蛋白质的食物以有新鲜水果蔬菜等，并适当补充维生素和铁剂，尽量均衡饮食。避免油腻、生冷以及活血的食物，如人参、红花、阿胶、红糖、山楂等。

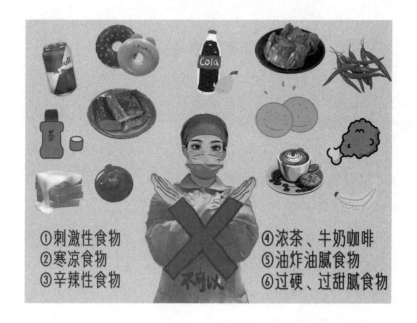

① 刺激性食物
② 寒凉食物
③ 辛辣性食物
④ 浓茶、牛奶咖啡
⑤ 油炸油腻食物
⑥ 过硬、过甜腻食物

88. 分娩后，产妇能洗澡吗?

刚分娩后可能由于生产应激或产程长致过度疲劳会使产妇体温略升高，产后3～4天较多会出现涨乳伴体温升高，称泌乳热，一般不超过38℃，持续4～16小时体温即下降，不属病态。在发热期应避免全身沐浴，可以选用擦身和局部清洗的方法，并勤换潮湿的内衣裤，保持清洁舒适。产后4天，产妇可以沐浴洗澡，以淋浴为好，洗澡时注意保暖，可以将室温调至26～28℃，时间不宜过长。沐浴后及时擦干身体和头发，以免着凉。此外，产褥期一般容易出汗，应注重个人卫生，避免感染。

89. 会阴侧切，伤口应如何护理？

分娩后要勤换内裤和卫生垫，保持伤口清洁和干燥。尽量取伤口（会阴侧切）的对侧卧位，每天用温水或消毒液清洗伤口 2～3 次；大小便时注意避免污染伤口，清洗伤口保持局部清洁；睡觉时双腿适当并拢，减轻局部张力，有利于伤口愈合。如出现伤口疼痛加剧伴有排便感，应及时告知医务人员。出院以后，如出现伤口红肿、疼痛、硬结、裂开或者表面有脓性分泌物应及时到医院就诊。

90. 分娩时，家属能否陪伴在产妇身边？

分娩时家属不仅可以陪伴，而且很有必要。作为医务人员，我们鼓励家属一起参与、见证分娩，这不仅有助于准爸爸们提早进入角色，同时也能增进夫妻感情。但需要注意的是，产房是孕妇分娩的地方，有一定的消毒隔离要求，家属陪护时要遵照医护的安排。另外，为了避免交叉感染，我院（嘉定区妇幼保健院）要求临产后初产妇宫口开大 3 cm（经产妇宫口开大 1 cm）后，孕妇可以选择一位自己最需要的家属进入导乐间全程陪伴，共同体验分娩这一人生中的特殊时刻。

91. 为什么孕晚期要看麻醉科评估门诊？

　　麻醉科评估门诊的主要目的是及时了解孕妇的全身及重要脏器情况，确保麻醉及手术的安全。妊娠晚期的孕妇已经分娩在即，无论是经阴道分娩，还是要行剖宫产，都需要过麻醉这一关。通过麻醉科评估门诊，麻醉科医生可以提前了解孕妇的个人史、外伤史、手术史和过敏史，以及身体各个系统的大致情况。如心脏功能循环方面是否有高血压、心绞痛；呼吸系统是否有慢性支气管炎、呼吸道感染等；神经系统是否有脑梗死、脑出血等；肝肾功能是否正常；消化系统是否正常；造血功能是否正常等。麻醉评估门诊主要为在麻醉时或手术中做更加有针对性的准备，从而确保母胎安全。

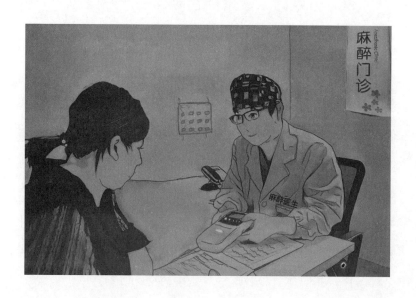

92. 剖宫产的宝宝比自然分娩的宝宝聪明吗?

目前没有研究表明剖宫产和阴道分娩的宝宝,哪种分娩方式会使宝宝更聪明,但剖宫产和阴道分娩对宝宝的影响确实有所不同。经剖宫产分娩的宝宝在儿童期可能易患感觉统合失调综合征,也就是多动症,发生率比阴道分娩要高一些;而经阴道分娩的宝宝,因阴道有正常菌群,宝宝在经过正常产道分娩时,可通过菌群种植获得母体菌群,建立自己的正常菌群,对于建立正常的免疫系统和代谢系统都很重要。此外,宝宝在阴道分娩时经过产道挤压,有助于促进宝宝的肺成熟以及挤出呼吸道内过多的液体。因此,我们鼓励没有禁忌证的产妇尽量选择阴道分娩。

93. 产后出血的常见原因有哪些?

产后出血常见有 4 个原因,包括子宫收缩乏力、软产道撕裂、胎盘因素及凝血功能障碍,这些因素可共存、相互影响或互为因果。

(1)子宫收缩乏力:是产后出血最常见的原因。正常情况下,胎盘排出后,子宫肌纤维立即收缩,使原来开张的血窦受压,出现血流淤滞,血栓形成,能迅速使出血量减少,其止血作用以肌纤维的缩复功能最为重要。任何影响子宫肌纤维收缩和缩复功能的因素都可导致产后出现子宫收缩乏力性出血。如产妇平素体质虚弱、有急慢性病史、子宫过度膨胀、子宫肌壁损伤和子宫病变等。

（2）软产道撕裂：怀孕时软产道血管丰富而易充血，分娩时若发生软产道撕裂伤，失血量可以很大，特别是当裂伤涉及阴道上部、宫颈及子宫时，止血往往较为困难。如急产时因产力过强或产妇用力过猛以及会阴本身弹性差、巨大胎儿、产钳等均可造成软产道裂伤。

（3）胎盘因素：如胎盘滞留，胎盘多在胎儿娩出后 15 分钟内娩出，若 30 分钟后仍不排出，将导致产后出血。此外，胎盘植入及胎盘部分残留，也可影响子宫收缩而致出血。

（4）凝血功能障碍：任何原发或继发的凝血功能异常均可造成产后出血，如原发性血小板减少、再生障碍性贫血、肝脏疾病等，因凝血功能障碍可引起手术创伤处及子宫剥离面出血。胎盘早剥、死胎、羊水栓塞、重度子痫前期等产科并发症，可引起弥散性血管内凝血，从而导致子宫大量出血。

94. 为什么孕妇要定期进行产检？

因为在怀孕早期、中期和晚期的各个阶段，母胎均在不断地发生变化，而在每个阶段，都可能会出现一些异常的现象。只有通过定期的检查，才可以使医生及时掌握孕妇的健康状况，指导孕妇的孕期生活，增进孕妇健康，保障胎儿的正常发育，更主要的是能够及时地发现母胎可能存在的异常情况，从而及时予以纠正和治疗。另外，不同的孕周，有不同的检查项目，只有定期产检，才可能确保每个时间段的重要项目不会被遗漏，尽量避免发生严重的妊娠期并发症及新生儿出生缺陷。

目前针对无并发症的孕妇，世界卫生组织建议产前检查次数至少为 8 次，分别为：妊娠＜12 周，20 周、26 周、30 周、34 周、36 周、38 周和 40 周。

第七章 新生儿的相关问题

95. 分娩镇痛会引起胎心率变化吗?

有孕妇担心分娩镇痛过程中使用的药物会影响宝宝的胎心变化，真的是这样吗？医师们也很关心这个话题，于是有研究者做了相关的研究，结果发现：使用低浓度局麻药（0.0625%罗哌卡因和0.4 μg/mL舒芬太尼）进行分娩镇痛，宝宝心动过缓或晚期减速的发生率要高于非镇痛组。也有研究认为，行腰硬联合阻滞分娩镇痛后胎心监护异常的发生率要高于行单纯硬膜外阻滞镇痛者。

虽然，上述研究发现椎管内分娩镇痛会增加胎心异常的发生率（两者是相关关系），但是这并不是说分娩镇痛会引起胎心异常（两者是因果关系）。分娩期间引起胎心变化的因素有很多，即使不接受分娩镇痛，也有一定比例的产妇在分娩期间会出现胎心异常。通过选择恰当的技术（如硬膜外阻滞，而不是腰硬联合阻滞）、药物（低浓度的局麻药和阿片类药物）、及时发现和处理产妇的低血压、严密监护胎心率变化并及时处理等，都有助于降低胎心率异常的发生率。早期发现，及时处理，不会增加新生儿不良事件的发生率。

96. 分娩镇痛对新生儿 Apgar 评分有影响吗？

Apgar 评分是用来评估新生儿窒息缺氧的一种办法，是目前国际上公认的一种简便实用的办法。评估内容包括皮肤颜色、心率、对刺激的反应、肌张力和呼吸 5 项指标，每项指标 0~2 分，总共 10 分，通常分别在生后 1 分钟、5 分钟进行 2 次评估。8~10 分为正常，4~7 分为中度异常，0~3 分为重度窒息，需要立即进行复苏。其中 1 分钟的评分反映窒息缺氧的严重程度，5 分钟的评分反应窒息缺氧之后进行复苏的效果，可在一定程度上帮助判断预后。

椎管内镇痛对新生儿的影响是所有人关心的问题。2011 年、2018 年的两篇国外的 Cochrane 综述都表明 5 分钟时的 Apgar 评分＜7 分的新生儿，在硬膜外镇痛、非硬膜外镇痛和没有分娩镇痛的孕妇中没有区别。在 2020 年解放军北部战区总医院的一项研究中，6 901 例孕妇被随机分为镇痛组和对照组，镇痛组根据镇痛时机的不同分为不同的组，各组之间新生儿 1 分钟和 5 分钟时的 Apgar 评分差异均无统计学意义。

也就是说，目前的临床研究认为，硬膜外分娩镇痛不影响新生儿的 Apgar 评分。

97. 分娩镇痛能否增加母乳喂养的成功率?

母乳喂养是确保儿童健康和生存的最有效措施之一。

研究发现,近年来分娩镇痛用药多使用较低浓度(0.0625%~0.1%)的局麻药联合亲脂性的阿片类药物(芬太尼或舒芬太尼),从而能够降低产妇运动阻滞的发生率和严重程度,并减少了使用器械助产或发生尿潴留的风险。局麻药如利多卡因、丁哌卡因和罗哌卡因是大极性分子,不易转运至母乳中,可安全用于母乳喂养的产妇。此外,分娩镇痛使用的阿片类药物虽能以不同剂量转运至母乳中,但浓度极低,且由于初乳量少,新生儿母乳摄入量低,摄入的总药物剂量也非常小。有研究表明,母体静脉注射芬太尼 2 微克/千克后,初乳中芬太尼的最高浓度为 0.4 微克/升。即使按照这个水平计算,新生儿摄入的芬太尼总量在纳克(百万分之一毫克)水平,微乎其微,可忽略不计。因此,分娩镇痛不仅不影响产后哺乳,而且由于分娩镇痛的使用,产妇能够在身心上完全放松,产后可以有更多精力进行母乳喂养,从而有助于提高母乳喂养的成功率。

98. 分娩镇痛会增加新生儿感染的风险吗?

目前的研究表明,接受椎管内分娩镇痛的产妇更容易出现产时发热,其潜在机制目前尚不清楚,而产时发热又与较差的新生儿结局有关。产时发热产妇的新生儿 Apgar 评分更低，新生儿发病率（如发生窒息、癫痫和脓毒症）更高，需要更多的复苏或医疗干预，新生儿 ICU 的入住率也更高。

由于椎管内分娩镇痛会增加产时发热的风险，因此椎管内分娩镇痛可能会通过升高产妇体温对新生儿产生不良影响。事实上，一项针对接受硬膜外分娩镇痛的低风险女性的观察性研究发现，产时发热（＞37.5℃）与不良新生儿结局相关，即经历不良结局的新生儿比例随着母体体温的升高而增加。

另一项队列研究，对影响新生儿感染的因素进行了多因素回归分析。研究结果发现，椎管内分娩镇痛本身并不增加新生儿感染的风险。另外也指出，低出生体重、低孕龄、出生时胎粪吸入和呼吸窘迫、出生时低体温、产妇 B 型溶血性链球菌定植、产妇合并先兆子痫或高血压等才是导致新生儿感染的危险因素。

虽然硬膜外分娩镇痛增加了产妇发热比率和新生儿因发热而需要感染筛查的比率，但明确诊断为感染的新生儿比率却没有明显增加。

99. 分娩镇痛对宝宝的智力发育有影响吗？

胎儿期和婴幼儿期是大脑发育易受损伤的敏感时期，围生期使用的药物是否会对儿童大脑的生长、发育造成影响一直是人们关注的问题。目前椎管内分娩镇痛多采用低浓度罗哌卡因与舒芬太尼复合应用，仅少量经椎管内血管吸收入血。这些药物经母体血液循环后，能通过胎盘屏障作用于胎儿的药量微乎其微。在一项基于人口的出生队列研究中，共纳入了 4 684 例经阴道分娩的产妇，其中 1 495 例接受了椎管内分娩镇痛，结果表明，在分娩期间使用椎管内分娩镇痛与儿童时期（19 岁之前诊断出的）学习障碍之间没有独立的相关性。

因此，分娩镇痛对宝宝的智力发育是没有影响的。

100. 分娩镇痛会增加宝宝发生自闭症的风险吗？

2020 年 10 月 12 日的《美国医学会杂志》发表了一篇使用回顾性数据库的队列（Cohort）研究报告，"分娩中硬膜外镇痛的应用与孩子日后发生自闭症的风险增加相关"。文章发表后，立即引起学术界的重视和强烈反应。美国产科麻醉与围产医学学会（SOAP）联合美国麻醉医师学会（ASA）、小儿麻醉学会（SPA）、美国妇产科医师学会（ACOG）和母胎医学学会（SMFM）立即发表声明，明确指出这篇文章"没有提供硬膜外分娩镇痛会导致自闭症可信的科学依据"。代表 10 万多名医师的这五个医学学会在理解这篇文章可能引起孕妇焦虑的同时，向公众保证"母亲分娩过程中使用硬膜外镇痛与婴儿发生自闭症风险的相关性并不意味着因果关系"。

发现事物甲（医疗干预）与事物乙（临床结果）之间"相关"，并不能证明乙是甲引起的，或甲直接造成乙。比如，2012 年《新英格兰医学杂志》发表过一篇题为《食用巧克力，认知功能和诺贝尔奖获得者》的文章，结论是"食用巧克力可增强认知功能，增强的认知功能是获得诺贝尔奖的必要条件。但是否如观察到的现象所提示的，巧克力的消耗量与认知功能的改善相关？这还有待确定"。显而易见，诺贝尔获奖者可能爱吃巧克力，但爱吃巧克力的人不一定能获诺贝尔奖。在食用巧克力和获诺贝尔奖这两件"相关"的事之间有很多其他因素在起作用。这样大家就比较容易理解硬膜外分娩镇痛和自闭症"相关"的这篇文章了吧。

此外，其他研究也不支持这个结论。加拿大一项包含388 254名儿童的数据显示：28.7％的儿童在分娩时，其母亲接受硬膜外镇痛；硬膜外镇痛组的儿童中有1.53％被诊断为自闭症，略高于非镇痛组儿童的患病率（1.26％）；但自闭症与许多因素相关，在调整混杂因素后，没有发现硬膜外镇痛与儿童未来患自闭症风险之间的关联性。丹麦的一项包含48万余名儿童数据的队列研究中，中位随访时间为7年，随访结束时有1.3％的儿童被诊断为患有自闭症；镇痛组儿童自闭症发病率为23.1/万人年，略高于非镇痛组（18.5/万人年），但差异无统计学意义；且在母亲不同孕次间开展的二次分析也提示：镇痛组与非镇痛组儿童自闭症的发病率无统计学差异。

因此，暂无证据表明分娩时采用硬膜外镇痛会增加儿童罹患自闭症的风险，孕妇们完全可以放心地接受硬膜外镇痛，体验分娩镇痛带来的舒适感。

下篇

分娩经历直通车

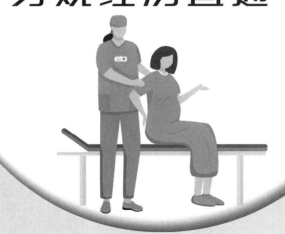

分娩镇痛，真的可以帮你度过"难关"

张女士

 十月怀胎，一朝分娩。记一位高龄孕产妇心中的不安与担忧，讲述她的分娩故事。

作为一名高龄初产的妈妈，自确认怀孕那一刻起，我做所有事情时都格外当心，生怕影响到腹中的胎儿，调整工作和生活的状态，期待宝宝能够健康成长，如期顺利降生。

在嘉定区妇幼保健院产检过程中，得知医院开展了分娩镇痛服务项目，原来自然分娩也可以减轻疼痛，对于本就打算顺产的我来说是一件幸事。随即预约了孕妇学校的分娩镇痛讲座，为便于更好地了解这一技术，同时也预约了麻醉科门诊，评估是否适合实施分娩镇痛。

十月怀胎，一朝分娩。预产期越来越近，心中的不安与日俱增，期待又想逃避，那段日子非常折磨。那日中午，睡梦中隐隐感觉肚子阵阵发紧，难道要生了？瞬时睁开蒙眬的双眼，又一阵微弱的宫缩袭来。赶紧带上早已准备好的必备物品，驱车前往医院，途中兴奋与恐惧并存，不知不觉泪湿了眼眶。

快速办理好住院手续，进入医院产房待产，待产室里睡满了准妈妈们，有这么多人与我为伴，心中底气十足。护士妹妹娴熟地为我做胎心监护，检查胎儿和子宫收缩情况，同时为我做好各项监护，并告知我注意事项。接下来就是煎熬的待产过程，脑补各种生孩子的画面，尤其是撕心裂肺的哭喊声，想想这些场景，心里更紧张了。此时，一声声响亮的啼哭从隔壁传来，然而我并没有听到新妈妈痛的大喊大叫，只听到医生护士的鼓励声和加油声。生孩子真的可以不那么痛吗？心中充满疑惑！

15:30，肚子的疼痛在增加，疼的时间在变长，但痛的间歇不规律，子宫颈口还没有开大。我选择了分娩镇痛预置管，有了心理保障，只是等待能够早一点加药，享受分娩镇痛带来的帮助。

23:00，子宫颈口终于开大到 1 cm，麻醉护士帮我加了麻醉药，连上了镇痛泵，麻醉起效了，折磨我几小时的疼痛开始减轻，随后效果越来越好，虽然并没有达到无痛，但这种宫缩痛已经可以承受。此时，我得以暂时地进入睡眠中，恢复一些消耗的体力，蓄积能量以完成分娩。

凌晨 2:00，护士妹妹检查宫颈口后，告诉我已经开大到 3 cm 了，终于进入分娩的快车道。此时，宫缩痛还可以承受，但下腹部的坠胀感越来越明显，这种感觉很难受，让你无所适从。

3:00，在医生和护士的鼓励下，一声响亮的啼哭声打破了产房的宁静，我家儿子顺利出生，小家伙 3 000 克，母子平安！

回到病房后，镇痛效果慢慢消退了，我可以自如地下床活动，没有任何的不适。

回顾整个分娩镇痛过程，这一技术可以减轻分娩疼痛，但因人而异，不同的人效果不同，不能期望值太高。非常感谢嘉定区妇幼保健院的分娩镇痛团队，在关键时刻让我缓解了疼痛，让我有时间休息，为后续的分娩蓄积体力。同时，分娩镇痛也加快了我的产程进展，让我能快速地顺利分娩。

李医生 点评

分娩镇痛，让轻轻松松做妈妈成为可能。分娩镇痛预置管，不仅缩短了等待镇痛的时间，还给产妇增加了一份心理保障。用上镇痛药物使疼痛缓解后，需要产妇抓紧时间休息，为第二产程配合用力积蓄力量。

分娩镇痛，让臀位妈妈顺利顺产

知之妈妈

一位历经胎位不正、胎位外倒转、人工破膜、分娩镇痛、输催产素、胎心检测结果异常、徘徊在顺产与剖宫产抉择等等状况下的产妇。

大家好，我是头胎妈妈。今天是我产后第三天，下午就要出院了，结果很美好，自我感觉还挺不错的。其实呢，在整个孕期和生产过程中，也经历了很多波折。怀孕期间发现胎位不正并接受胎位外倒转手术，分娩时经历人工破膜、输催产素、产程中胎心监测结果不好等状况，但最终在医护人员的共同努力下，成功实施了分娩镇痛，顺产一名女宝。

怀孕的时候听很多宝妈说过关于生小孩的各种事情，我一直比较担心。临产前的一次产检中，发现我家宝宝是臀位。当时心里特别难受，加上孕期做了一些功课，了解了一些顺产的好处，特别希望自己能顺产。于是咨询了我的主治医生杨主任，在她的专业评估下，建议我尝试做臀位外倒转手术。38周的时候，产科医生联合麻醉科医生一起介入，杨主任和王医生很快就把宝宝胎位转正了。真的有种见证奇迹的感觉。

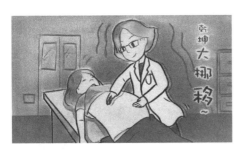

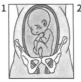 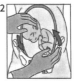

 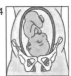

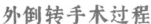

外倒转手术过程

　　40周产检的时候，因为胎心监测的结果不好，直接办理入院。下午四点左右人工破膜一直等着开宫口，但宫口迟迟不开，后来医生给我挂催产素，一波一波的痛让人无法呼吸，幸好麻醉科医生帮我做了分娩镇痛，缓解了很多疼痛，给后来的顺产保存了体力。

　　等待开宫口的时候，发现胎心监测的数据又不太好，医生根据医学指标建议我剖宫产。虽然内心不情愿，觉得剖的话意味着前面的外倒转手术白做了，痛也白忍了，但是医生肯定是综合考虑各种因素才会给出这个建议的，于是我们签字准备手术。奇迹出现了，刚停掉催产素，宝宝的胎心好了，宫口也开到了两指。在杨主任团队的专业评估下，决定再观察一小时。在这期间，医生和护士时时刻刻鼓励我，安抚我的情绪，她们的专业和贴心让我心情好了很多。幸运的是，一个小时后宫口终于开到了六指。很快医务人员把我送进产房，医生们指导我如何用力，给我鼓劲加油。一个多小时后宝宝顺利娩出，我也如释重负，感觉特别幸福。

最后，特别感谢妇保院的医务人员，特别是杨主任、李主任和其他产科医生、麻醉科医生、助产士、麻醉科护士，没有他们的专业和贴心，我这次生孩子是肯定没有这么顺利的。

李医生 点评

谢谢知之妈妈的亲情分享，朴实的语言、翔实的情境，再现了痛并快乐着的分娩历程，饱含着对医务人员的感激之情。母婴平安是医务人员最大的心愿，看到知之幸福的一家，我们由衷地高兴。舒适的分娩体验、圆满的分娩结局，有赖于医患共情、多学科协作和医学的进步。

（1）医患共情：外倒转成功率有多高，风险多大？顺产还是剖宫产？没有产妇和家属的理解支持，医生是很难作出决定的。正是知之一家人对医生的高度信任和积极的配合，医生才能放下包袱、释放潜能、奋力而为。

（2）多学科协作：外倒转手术时麻醉科实施了精确的小剂量腰麻；产科医生对胎监的精准判断和处理；助产士对产妇的悉心指导；麻醉医护团队个体化镇痛方案，为即刻剖宫做好预案。圆满的医疗结局，源自一个个完美的细节，得益于多学科协作。

（3）医学的进步：外倒转技术降低了胎位不正产妇难产的风险；分娩镇痛破除了数千年来分娩必痛的魔咒；低浓度的局麻药带走的是产痛，留下的是产力；脉冲泵给药提高了镇痛效果；全产程和产后镇痛提升了分娩的舒适度。

　　顺产还是剖宫产要综合判断，一时的胎监不好不一定非得剖宫产；分娩镇痛并不是一点都不痛；产妇的分娩信心和配合用力至关重要。母婴安全、宝宝健康是全社会的共同目标，舒适分娩体现着生育文明和社会进步。

分娩镇痛，让臀位妈妈顺利顺产

分娩镇痛，让原本丁克的我做了妈妈

赵女士

> 分娩过程的疼痛与恐惧，验证了一句古语"女人生孩子真是如鬼门关走一遭"。且听一位原本打算丁克的妈妈讲述她的为母故事。

距离我生娃已经快 5 年了，今天想聊一下关于我经历的无痛分娩。

其实婚后两年了我都一直还有不生娃的想法，一方面是迫于养育的压力，另一方面就是对生产过程的恐惧，不由得想到"女人生孩子真是鬼门关走一遭"这句话。

然而种种的犹豫在我详细了解了嘉定区妇幼保健院（以下简称嘉妇幼）并选择在该院建产前检查大卡后就都打消了，嘉妇幼始建于 1950 年，2019 年入选第一批国家分娩镇痛试点医院。

无痛分娩是医学术语"镇痛分娩"的通俗说法，虽然"无痛"只是一种理想化的状态，但在实际分娩过程中通过椎管内注药，可以有效地减轻生产过程中的疼痛感，且对母胎并无后患。

产检的时候抱着了解下的心态挂了麻醉科门诊号，幸运的是看诊医生就是后来为我做无痛埋针的赵医生，门诊时她非常细致并严谨地为我做了全面的检查，并据此判断我适用于无痛分娩技术，一颗悬着的心落了地，静待花开。

在产房里煎熬了几个小时，感觉疼痛已经达到了极限，全身都在疼，疼到麻木，分不清宫缩痛的频率，无法呼吸，突然听到护士说已经开到三指，可以打无痛针了……这一声简直就是我重生的光芒，很快护士将我推进了一个专门的不大的房间，紧接着就看到了赵医生，因为术前的沟通和她帮我检查时的专业友善，看到她的时候我感到瞬间的安心。她很温柔地叫我侧身躺下，像虾一样蜷起身体，配合，不要紧张，等宫缩过后扎针，就在她和我说话的间隙，麻醉针已经扎进我的脊柱，一股冷流进入了身体，整个过程很顺利，没有剧烈的痛感和不适，当然也可能是比起开宫口痛得撕心裂肺，这点痛已经完全可以忽略了。

打完无痛针后，果然开宫口的阵痛就不再那么强烈了，虽然还是疼，但是完全可以忍受，回到待产室，舒坦了许多的我居然还打了个盹，宫缩越来越有规律，疼痛的感觉也基本上平复了下来，一边是拉玛泽生产呼吸，一边是无痛的作用，作为大龄产妇的我耐受感还真不赖。

迫于产程时间过长带来的风险，医生迅速做出顺转剖的决定，我被推进手术室后呕吐了一次，也算是正常的麻醉反应吧。我看到术前准备的时候医生直接就在无痛的基础上加大麻醉剂量和浓度，无缝衔接，很庆幸自己选择了无痛分娩，使我可以在清醒的、清晰的，幸福的状态下迎接我的天使宝贝。他很健康，也很活跃，他的优秀是与生俱来的，并没有因为我生产的时候了无痛，麻醉甚至是剖宫产而带来任何的不良影响。不是所有的苦难都有意义，不是所有的苦难都值得歌颂。合格的母亲，不需要疼痛来证明，经历过疼痛的母亲是伟大的，但生孩子这场一个人的战斗，是需要披上"无痛"这层铠甲的，保护好自己才能更好地护佑好孩子。

生产后的8小时，我下地行走了，比较轻松，不论脊椎或剖宫产的伤口都没有不能忍受的痛感，产康过程中也没有出现不适，所以我觉得无痛完全没有不良反应，无痛分娩真真切切消除了我对生娃的恐惧！

李医生 点评

2017年，榆林产妇跳楼事件引起了社会的高度关注，推动了分娩镇痛试点工作的开展。孕期经过麻醉科门诊评估，实施无痛分娩能缓解分娩时的紧张情绪，增强分娩的信心。分娩镇痛能降低顺转剖的比例，中转剖宫产时只需增加药物剂量，即可做到无缝衔接。

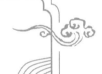

舒适麻醉，伴二宝妈妈再次行剖宫产

武女士

"好了伤疤忘了痛"，但"二次剖宫产"的恐惧却剧增，记一位二宝妈妈的分娩心路历程。

一转眼，又一次十月怀胎，终于要迎来家里第二个小生命的诞生了。虽然已经经历过一次孕育过程，但面临剖宫产手术还是充满了忐忑和不安，毕竟手术全程都是在麻醉状态下完成。幸运的是，入院后，麻醉科医生提前介入，提醒术前注意事项，指导心理和生理各项准备，使我避免了以往对术前禁食的理解误区。

正确的术前禁食即遵循"2-4-6-8"原则，也就是说术前2小时不能喝清水，4小时不能吃稀饭面条等流质，6小时不能吃固体食物，8小时不能吃难消化的食物。这一通俗易懂的原则实现了术前科学合理的禁食，而非我们平常误解的简单粗暴的禁食、禁饮。

从术前到进入手术室，我心里一直告诫自己一个理念：配合医生指导做好每个动作，减少不必要的反复。尤其在术前的麻醉科门诊评估中，关注了"嘉定妇保院麻醉科"公众号，提前学习了硬膜外/腰麻时正确的体位方式，做到心中有数。但说实话，从理论到真正实践还是多少有些距离的，这时就需要做好配合麻醉科医生的指导。真正在手术台上，大致只记得双手抱膝，大腿贴近腹部，却忘记了头要尽量向胸部屈曲，最终达到腰背部向后弓成弧形。当然，麻醉科医生会一步步指导如何做到位，这也大大缓解了自我掌握的不足。

实施麻醉后，麻醉科医生会多次询问身体反应，并告知下一步即将会产生的生理反应，有效消除了麻醉后的恐慌。

手术过程中，麻醉科医生根据我对麻醉和疼痛的耐受情况，制订了术后镇痛方案。手术结束后，使用了镇痛泵，高效安全地保证了整个术中和术后的镇痛需求。非常欣慰的是，我这次手术没有受到疼痛的折磨。

当然，麻醉不单单是打一针了事，在整个过程中，麻醉医生还严密地监测了我的生命体征和胎监宫缩情况，评估镇痛效果，随着手术进展随时调整用药。尤其还详细解释了分娩镇痛的相关知识，并适时进行心理安慰和鼓励，这些都极大促进了我对整个手术的信心和勇气。

随着一声响亮的婴儿啼哭声，最关键的手术进程完成，我也终于长舒一口气，感谢所有医生的辛勤付出。

回顾整个经历，得出一个结论：那就是医患双方需要给予对方充分的信任，共同为营造一个良好的就医环境和舒适的就医体验而携手努力。

回顾整个怀孕及分娩过程，点点滴滴仍历历在目：建卡产检、孕妇学校听讲座、看麻醉科门诊、关注麻醉科公众号，术前麻醉科医生指导禁食、讲解注意事项，术中人性化关怀，术后第一天下床活动、第三天出院，体验堪称完美，衷心感谢嘉定妇保院的医护人员。

李医生点评

麻醉不单单是打一针了事，还包括术前评估与准备、术中用药与监护、术后疼痛管理，谢谢武女士对麻醉全过程的分享。

舒适的就医体验和完美的医疗结局，有赖于医患双方的携手努力、充分信任和密切配合。

高龄妈妈二孩瘢痕子宫无痛分娩纪实

二孩妈 Y 医生

自然分娩中途失败，改剖宫产，是遭"两次罪"吗？大娃剖宫产，再次怀孕一定要剖宫产吗？瘢痕子宫再次怀孕尝试自然分娩，还是高龄产妇，可以行"无痛分娩"吗？"无痛分娩"果真一点都不痛吗？想要顺利地自然分娩，孕期应该做哪些准备？且来听听下面这位自己既是妇产科医生、又是二孩妈妈怎么讲吧！

自然分娩中途失败，改剖宫产，是遭"两次罪"？

大娃剖宫产，再次怀孕一定要剖宫产吗？

瘢痕子宫再次怀孕尝试自然分娩，还高龄了，可以"无痛分娩"吗？

"无痛分娩"果真一点不痛？

想要顺利地自然分娩，孕期要如何做？

且来听听下面这位妇产科医生、二孩妈妈怎么讲！

L：您剖宫产后高龄再次怀孕顺利实施无痛分娩，为大家津津乐道，已成为产科医生说服孕妈们阴道试产的经典案例，您愿意和我们分享一下您的经历吗？

Y：非常乐意！作为一名妇产科医生及医务管理者，倡导自然分娩是我们的使命，回想两次阴道试产的不同结局，有一些心里话想对大家讲！

L：您第一次怀孕是什么原因行剖宫产的？

Y：当时我 30 岁不到，工作没多久，曾有同事劝我剖宫产，说自己生太痛了，生到最后还不一定能顺，而我一直觉得没理由为了生孩子在肚子上莫名开一刀，且顺产产后可以方便带孩子；再有我怀孕前生理性痛经很厉害，听前辈们讲顺产后痛经能缓解，故而一心想要顺产。那时候在老院，医院还没有开展无痛分娩，记得那天傍晚快下班的时候，我因为宫缩发动就到医院，老主任亲自帮我评估，估计宝宝 7 斤左右（胎儿体重若超过 8 斤，则诊断为"巨大儿"，增加顺产难度及风险），骨盆无特别异常，可以顺产，故果断决定自己生。开始产程进展非常顺利，但是经历一夜难忘的阵痛后，胎头下降缓慢，宫口持续 7 cm，宫颈水肿扩张困难，就此放弃再试，最终体验了一次顺产中转剖宫产！

L：您后悔当时试产吗？

Y：后来有朋友问过我同样的问题，我都毫不犹豫地回答"不后悔"！作为一名女性，不体验一次分娩阵痛，无法真正体会做母亲的伟大；作为一名妇产科医生，你未经历过阵痛，也无法真正与经历分娩的孕妈们感同身受！虽然阴道试产到最后又改剖宫产，用大家的话说，吃了两次苦头，但从那以后，我真的不痛经了！大概那次生孩子一下子"全痛完"了（玩笑话）。俗话讲"不通则痛，通则不痛"，临产后宫颈管缓慢扩张、开大，月经血的流出通道被充分打开，故而后来痛经不明显，平时看门诊常会情不自禁地对遭遇生理性痛经（多为原发痛经；不同于继发痛经，常为病理性痛经）的年轻女孩关照一句"长大以后结婚生孩子争取自己生，就会不痛的"！当今时代，很多医院有成熟的无痛分娩技术服务提供保障，自然分娩试产失败中转剖宫产则更是可以做到无缝衔接！

L：您分析过什么原因致使当时没能成功自然分娩吗？

Y：当时孩子生出来体重8斤不到一点，相对我的身材来讲有点偏大！主要由于孕期没有科学地进行营养体重管理，早期孕吐严重，怀孕3个月后妊娠反应消失，胃口明显好转，吃的有点多，除了上班，也没有其他的运动锻炼。现在，各家医院都开设了营养门诊，指导孕妈们科学饮食及运动，开展体重管理。

L：第一次自然分娩失败，什么原因让您再次分娩还坚持试产？

Y：除了前面生老大时提到的同样原因之外，医院那时候正在开展"瘢痕子宫阴道试产"技术，已有多个成功案例，产科主任对我进行过全面评估，考虑我前次剖宫产时阴道试产比较充分，而此胎体重估计只有6斤左右，检查宫颈条件（如宫颈管消失，宫颈质地软）较好，加之医院分娩镇痛技术及紧急剖宫产已较为成熟，如果预产期左右发动，就先试产，做好急诊剖宫产的准备。其实，产科主任担心我，考虑我年龄超过40岁，有点大，距离前次分娩时间间隔也比较长（超过15年），相当于初产妇，也有劝过我剖宫产！

L：讲讲您两次分娩时的感受，尤其疼痛感觉如何？

Y：毫不夸张地讲，如果没有分娩镇痛，我绝对坚持不了自己生！记得当天是周日，距离预产期还有 6 天，上午在家里整理住院的物品，有点不规律的轻微腹部胀痛，遂早早吃好午饭就奔医院。在产房，助产士姐妹指导我瑜伽球上自由体位运动及做拉美兹呼吸，可做着做着，那个下腹痛一阵阵地越来越强烈，几乎受不了，比第一次分娩时明显痛多了，VAS 评分自我感觉达 9 分（visual analogu scale，VAS，即视觉模拟评分，通常采用一个 10 厘米长的直线或者直尺，0 代表"无痛端"，10 代表"最剧烈疼痛"，患者根据自己感受到的疼痛程度，在直线上标记，以表示疼痛的强度及心理上不愉快的体验程度。0 分：无痛；1～3 分，轻度疼痛；4～6 分，中度疼痛；7～9 分，重度疼痛；10 分：不可忍受的疼痛即剧痛"），当即催麻醉科医生来实施镇痛。印象深刻的是，那天是星期天，当年正是二孩政策放开的第一年，又恰逢猴年，医院的分娩量达到了前所未有的增长高峰，当班麻醉科医生正在忙一台急诊剖宫产手术的麻醉，所以等了一会，虽说是一会儿，但因为痛，感觉等了特别久！

后来做了硬膜外麻醉，记得当时因为痛，打麻醉要抱膝弯腰成弓虾状（可以让腰椎间隙最大程度展开，便于麻醉穿刺），我都抱不住膝盖，还是在姐妹们的帮助下完成的。一针穿刺成功，随着椎管中加药，阵痛很快缓解，但还是时刻能感受到宫缩阵阵下扯的感觉，能忍受的那种，很奇妙！

产程进展相当快，麻醉镇痛没有影响，5个小时宫口已近开全，但出现了胎心减速，羊水草绿色（胎心快慢及羊水颜色，是评估胎儿宫内缺氧状况的主要指标，正常情况：胎心率110～160次/分，羊水颜色清）。主任当时晚上特意赶过来陪着并坐镇指导，医护姐妹们考虑宝宝的安危，当即关闭镇痛泵的麻药，让我随着宫缩阵痛用力向下屏气（如便秘时用力解大便样），此时的脑子里没有任何想法，姐妹们让干啥就干啥！小宝也很给力，在阿姨们的帮助下，顺利降生并发出哇哇的啼哭声！那是产房里最动听的美妙音乐！非常感恩感谢我们的团队！

L：感谢您的分享！最后，您对大家有什么建议？

Y：有了成熟的分娩镇痛技术，自然分娩的阵痛已经不是孕妈们恐惧顺产的噩梦！随着当前国家生育政策的放开，对打算要生育的姐妹们，为了自己和宝宝的健康，大家可以提前了解一些怀孕分娩的知识。一旦怀孕了，选择好分娩医院，建卡定期产检；树立自然分娩顺产的信心，孕期通过科学合理的营养与运动，做好体重管理，避免发生巨大儿（胎儿体重超过4 000 g），为顺产做好准备，有疑问及时和主诊医生、助产士沟通；孕晚期要和麻醉科医生就分娩镇痛或手术麻醉等进行充分沟通，经医生评估后选择。对曾经剖宫产或难产的孕妇再次妊娠想要自然分娩，需要由产科专科医生全面评估后方可实施。分娩时，会有专门团队予以密切监护及做好相应的紧急处置预案，保证母儿安危。记住：有任何问题及疑问，要及时和经治医护人员沟通，从容地享受和迎接您和宝宝的神奇初见之旅！

李医生 点评

　　年龄超过 40 岁、距离前次剖宫产超过 15 年的"英雄母亲"顺产分娩，怎能不成为孕妈们阴道试产的经典案例？掩卷静思，该案例的成功，无疑得益于分娩镇痛，更与宝妈自己是妇产科医师密切相关。成功的分娩经历，既要有信心，更要遵医嘱，同时做好孕期管理。

高龄妈妈二孩瘢痕子宫无痛分娩纪实

剖宫产 vs 顺产，一位二宝妈妈的两次分娩"辛路"

程女士

一位既经历剖宫产（一胎），又经历顺产（二胎）的妈妈，讲述剖宫产与顺产的"辛路"体会。

"剖宫产好还是顺产好？"相信这是每位孕妈妈都曾纠结过的一个问题。作为一个一胎剖宫产，二胎顺产（外加产钳助娩）的二宝妈妈，很想和各位孕妈妈分享我两次完全不同的分娩历程，希望能为各位在分娩方式的抉择上提供一些参考。

生大宝的时候刚好 27 岁，尚处在生育最佳年龄段，因为是第一胎，孕早期胚胎着床期间还伴有出血，所以家人和自己都格外小心，整个孕期唯一的运动就是散步，早孕反应结束后，胃口立马大开，所以整个孕期体重增加了近 40 斤。但即便如此，一直崇尚自然的我还是决定顺产。那是一个初春的下午，午饭后还和老公到家后面的公园散步，到了傍晚时分就感觉孕晚期一直会有的宫缩越来越频繁，疼痛也越来越强烈。因为家距离分娩的医院很近，也知道第一胎不会那么快，所以一直在家里默默数着宫缩，直到凌晨四点多，越来越频繁的宫缩让我无法入睡，就叫醒老公，一起去医院。平时走路只要 10

分钟的路程，因为频繁的宫缩痛，那天我和老公走了近 40 分钟，本以为将近一个晚上的宫缩，自己差不多快要生了，结果到医院后检查宫口刚刚开 1 cm。没办法，既来之，则安之。进待产室做了胎心监护后，助产士告诉我可以在院内自由活动。后面我是一直在老公的陪同下，在医院走廊里来回走。临近中午，医生给我检查后说宫口已开了近 4 cm，建议人工破膜加快产程，但未曾想人工破膜后发现羊水不好（羊水里混有胎粪粒子，正常的羊水应该是清澈的，否则容易导致胎儿缺氧），再加上胎位枕横位，评估胎儿也不小，短期分娩的可能性比较小，医生建议我还是行剖宫产比较安全。就这样，我的第一次顺产之旅戛然而止。果不其然，从肚子里剖出来的大宝体重有 8 斤多，是个巨大儿，但 appgar 评分正常，哭声洪亮。而我就没这么幸运了，麻醉后的不良反应让我全身不由自主地颤抖，术后的镇痛泵感觉一点作用都没有，术后如同木头人一样在床上躺了 3 天，不仅如此，还要忍受着伤口的痛苦给大宝喂奶，还有那让我至今都记忆犹新的痛——术后护士按压宫底那撕心裂肺的痛，简直让人痛不欲生。在大宝 4 个多月的时候，突然发现自己剖宫产伤口的一侧里面竟然长出一个包块且伴有胀痛感，还会随着月经周期的变化而变化，后去医院检查才发现是子宫内膜异位到剖宫产的伤口上了。子宫内膜异位症作为剖宫产的术后并发症之一，很多时候难以避免，只能再次入院进行手术切除。

　　6 年后，我有了二宝，从我得知自己怀上二宝后，因为前车之鉴，这一次我坚定要自己生。故而孕早期一过，就请了瑜伽私教，坚持一周 2~3 次的上课频率直至分娩前一个月。孕期规律的运动，不仅提高了我身体的柔韧性，更为后面的顺产打下基础，同时瑜伽运动更缓解了来自工作、学习以及生活的压力，让我整个孕期都身心愉悦。建大卡时，就到医院的瘢痕子宫门诊进行了综合评估，确保没有顺产的禁忌证，整个孕期也很注重控制饮食，孕 38 周时，在医院瘢痕子宫门诊再次进行了产前评估，医生说顺产应该没问题。

二宝产程的发动以宫缩伴见红开始，同样是凌晨时分入院待产，有了第一次的分娩经历，这次我和家人都没有那么紧张，入院待产后，因为瘢痕子宫，虽不敢踏出产房半步，但一直坚持在待产室自由活动，利用瑜伽球和瑜伽运动的呼吸法缓解宫缩时的疼痛，通常二胎都会生得很快，但对我而言，好像不是，直到当天下午，宫缩一直维持原有节奏，没有进行性加快。最后医生还是建议人工破膜加快产程，下午 2 点多做人工破膜，好在这次破膜后一切正常，羊水也好，胎位也正，宫颈条件也不错。人工破膜后，宫缩频率明显加快，但疼痛尚能忍受，此时麻醉科医生过来帮我提前把镇痛打好，但还未给药，所以我还要继续忍受宫缩痛。临近下午 5 点左右，宫缩越来越强烈，疼痛感越来越明显，整个人痛得缩成一团，此时的瑜伽呼吸法已无法缓解我的疼痛感，宫缩来临时，感觉整个人胸部以下全部都痛，人徘徊在崩溃边缘。好在助产士再次检查后开始给我用药，顿时感觉一股凉凉的液体顺着腰部往下流，很快我就没了痛觉，整个人一下轻松很多，开始昏昏欲睡。到了晚上八九点，再次检查发现宫口进展不太好，临时关闭了镇痛，紧接着我又开始被强烈的宫缩痛反复折磨着，直至凌晨 1 点多，忍无可忍的我，强烈要求助产士帮我打开镇痛，镇痛一开，疼痛感全消，3 点多的时候宫口开全，我被转移到分娩室分娩，可没想到连续比我晚近分娩室的 3 个孕妈妈都生好了，我还是没把二宝生出来，此时我已筋疲力尽，第二产程时限也临近，胎心此时也会时不时加快，一夜未合眼的值班医生开始找我和老公谈话了，接下来要么再次行剖宫产，要么产钳助娩。老公倾向让我剖，可我还是毫不动摇地坚持自己生。早上6 点多，二宝终于在产钳的帮助下出来了，Apgar 评分正常，体重 4 170 g，比大宝还要重二两。虽然整个孕期我已经尽力控制饮食了，但无奈二宝营养吸收太好了。

相比前次剖宫产后在床上躺了 3 天才能下床，这次分娩后当天我就能自由走动了，正常的生活和喂奶都没受太大影响，如果不是二宝营养吸收太好，体重太大，我想此次分娩过程会更加顺利。但是不管我当初决心是多么地坚决，如果不是靠着分娩镇痛，我可能也没有信心和毅力坚持到最后，因为宫缩痛对我而言实在是太痛了！目前医院的分娩镇痛率已接近 90%，技术方面已十分成熟，除了分娩镇痛，医院还有陪伴分娩和导乐服务，这些支持措施更能提高自然分娩成功率。生二宝的时候我可是让老公寸步不离地陪在我身边，虽然他不能陪我一起痛，但要让他感受到我的分娩之苦，只有这样，才能在后面的育儿生活中对你关怀备至，体贴入微。但如果是剖宫产，你的痛和你的苦，老公们可就感受不到了，因为家属一般是不能进手术室陪产的。

剖宫产 vs 顺产，一位二宝妈妈的两次分娩「辛路」

经历了两次不同的分娩过程，生二宝时年龄也大了，还用了产钳，但即便如此我也感觉身体恢复要比第一次快，除此以外，二宝的身体也一直比大宝好，吃饭也没大宝挑食，在养育方面更加省心省力。

看了这里，你还会为选择何种分娩方式纠结吗？

李医生点评

"生二宝时年龄也大了，还用了产钳，但身体恢复要比第一次快。除此以外，二宝的身体也一直比大宝好，吃饭也没大宝挑食，在养育方面更加省心省力。"陈女士的经历再次说明：顺产比剖宫产好；只要加强孕期管理，经过科学评估，在分娩镇痛的护航下，一胎剖宫产的宝妈二胎也有顺产的机会。

特殊时期我的无痛分娩经历

孙女士

新冠疫情的特殊时期，我们隔绝了病毒，但是隔绝不了温情。记新冠疫情时期一位妈妈的"完美"分娩经历。

我的预产期是 2022 年 4 月 5 日，没想到因为新冠 3 月份的上海就开始进入特殊时期，40 周产检的时候就住院了。当时信心满满地打算顺产，觉得对自己身体好。入院后刚开始几天一直没什么动静，4 月 9 日凌晨 5 点多，感觉听到了一声清脆的声音似的，随之羊水破了。开始一点不舒服的感觉都没有，我还兴致勃勃地以平躺的姿势刷了个牙。老公倒是慌得不行，急忙找来护士，护士来了后很淡定地用试纸测了下，证实是羊水破了，随之让我换了病员服，推我到了待产室。由于是特殊时期，老公只能等在产房外，不能陪产，这点有点可惜。

破水之后，裤子都湿透了。当时没有来得及准备成人纸尿裤，还是好心的医生帮我向别的产妇借的。由于我选择了无痛分娩，麻醉科李医生帮我提前埋的麻醉针。埋针比破水还要紧张，医生说抱成虾的样子，我就最大限度地完成这个动作，紧张了半天想着针怎么还没扎进去，结果李医生说已经好了，就这么一点没感觉地埋好了麻醉针。

羊水破了一阵，还是没反应。后来医生给我挂了催产针，难受的感觉真的到来了。我本身是对疼痛特别敏感的人，刚刚开了半指就疼得不行，闹着想做剖宫产。李医生详细地给我分析顺产和剖宫产的优点的缺点，鼓励我顺产。在李医生的鼓励下，我坚定了顺产的信心。我当时请了一个导乐人员，她陪着我，在旁边指导我如何呼吸，她轻柔的话语至今我还觉得很好听。等到宫口开了一指，医生帮我开了麻醉，感觉疼痛稍微缓解一点。但还是能感觉到疼。不知道出出进进了多少人，也不知道医生来检查了多少次宫口，终于可以进产房了。

我以为进了产房就是可以生出来了，没想到进去才发现，有的产妇生了很久都没生出来。当时导乐小姐姐问我，说她们不会影响你的心情吧。我当时没想那么多，感觉好像没被影响。产房里的气氛还是很紧张的，助产士一直在给产妇打气加油。当时给我接生的有妇产科的主任王医生、麻醉科主任李医生和产房的护士长，我很幸运遇到了这样优秀的团队。我尽量按照医生的嘱咐，用对力气来生，但是不知道为什么，一直生不出来。过了一会就感觉没有力气了。李主任提议让我休息下，我侧着身体，稍微喘口气。等到休息差不多的时候，医生说可以看到宝宝的头，但是一吸气又进去了。来回几次，医生还特意摸了宝宝的位置，感觉实在不行可能需要行剖宫产。几个产科医生都过来摸了宝宝的位置，决定用产钳夹出来。告知我要侧切，当时的我已经想不了那么多，就想着马上生出来就行。侧切之后我还在用力生孩子，突然感觉松了一下，我以为还要用力，却惊喜地发现自己的宝宝已经生出来了。顿时感觉如释重负。宝宝被医生带去检测，我在等着医生帮我缝伤口。在整个缝合伤口的过程中，一点疼痛的感觉都没有。医生还压了几次我的肚子，很多恶露出来，但是一点也不疼。相反我还很兴奋，和医生护士聊着天，感谢他们的付出和帮助。到了病房，我极度兴奋，开始和父母打电话报告，全程没有什么疼痛的感觉。过了一天，可能由于拉了产钳，比正常顺产辛苦，走路有点疼，但是依然还是下去量了个体重，结果发现自己和怀孕前体重一模一样，瞬间开心地像飞了起来一样。住了几天，就顺利出院了。

现在回想起来，感觉自己经历了一个很完美的生产过程！

李医生 点评

顺利分娩，孕妈的信心比黄金更重要。一旦决定行自然分娩和分娩镇痛，孕妈千万不要轻易要求中转剖宫产，如果有医学指征产科医师会主动和你商量。做了分娩镇痛以后，产程中可能还会有些痛（宫缩痛，可以忍受），但会阴侧切和缝合时真的不会痛，因为产程中用的是镇痛剂量，会阴侧切时可以用麻醉剂量。

一名麻醉科医师顺产转剖宫产的分娩经历

于医生

"外行看热闹，内行看门道。"一位专业的麻醉科于医生讲述她自己"内行"的分娩经历。

相信很多孕产妇在整个孕期和分娩过程中和我一样有很多的困惑，比如说选择无痛分娩的时机、麻醉的体位，等等。作为一个专业的麻醉科医生，接下来谈谈我自身的经历，希望能给大家带来帮助。

产检要不要定期做

在怀孕 12 周之后就可以去医院建档了，建档完之后就需要定期地进行产检了。在怀孕 32 周之前，需要每四周孕检一次；在怀孕 32 到怀孕 36 周，需要每两周孕检一次；在怀孕 36 周以后，需要每周孕检一次。中间还要做唐氏筛查、糖耐量监测、胎儿大畸形筛查等检查。肯定很多人和我一样有过一个疑问，这些检查有必要每次都要去做吗？只简单地去选择做行不行？答案当然是否定的。比如说我们在产检期间检查的血常规能及时地反映我们有无贫血的情况。尿常规可以反映我们有无妊娠期高血压、尿路感染以及肾功能有无损害等情况。通过产检的各项检查不仅可以提示胎儿的发育情况，还可以反映孕妈妈们的各项身体功能是否正常，有无损害及损害的程度，这样医生可以及时地给我们制订诊疗方案，及时地进行干预，以便我们在整个孕期能够平安顺利地度过。

去医院的时机

我是孕 38 周当天有点见红去医院的，到了医院胎监显示已经有了 20 分钟一次的规律宫缩，所以后来就住院待产了。那么孕妈妈孕晚期什么情况下需要及时去医院呢。相信很多孕妈妈也是有些困惑的。每个人的情况不一样，太早或者太晚去都不好。我们建议比如说有见红、胎膜早破也就是俗称的羊水破了、有进展的规律宫缩，胎动有异常等，都是可以住院的指征。有些有合并基础疾病的特殊产妇，比如说妊娠期高血压、心脏疾病等，建议尽早入院待产。

分娩方式的选择

作为一名麻醉科医生，平时的工作中也为很多孕产妇实施过无数例无痛分娩的麻醉操作。目睹了她们的整个分娩过程，总结出来无痛分娩是所有孕产妇的福音。首先产科医生会评估孕妈妈骨盆有没有狭窄，胎儿有无胎窘，胎位情况是否良好等，若无这些禁忌证，后面就可以等待时机成熟进行无痛分娩了。现在的无痛分娩大多采用椎管内麻醉，硬膜外置入导管接镇痛泵持续用药，可减轻产妇在整个分娩过程中的疼痛。具体的无痛时机根据每个人的情况会有所不同。现在大部分的主张是有规律宫缩且产妇强烈要求实施镇痛就可以操作了。很不幸，我生产的时候当时主张宫口开到 2～3 厘米才能实行无痛分娩，所以我在规律宫缩了 12 小时后宫口才开到 0.5 厘米，不符合条件。所以技术在进步，理念在更新，都是为了更好地服务于孕产妇。

> **敲黑板**　哪些产妇不能做无痛分娩呢？比如说腰椎有畸形、外伤、手术史等，麻醉穿刺困难，凝血功能障碍，背部穿刺部位有感染，患者拒绝或者不配合穿刺过程等。

顺产转剖宫产的经历

相信很多产妇听说过或者经历过顺产转剖宫产的过程，很不幸，作为一名麻醉科医生，我就是其中的一员。我是在痛了一个晚上之后宫口一直不开，没进展，医生为了加快产程也为了更好地观察羊水情况而为我实施了人工破膜。果不其然，羊水不是清亮的，而是黄绿色的，也就是意味着胎儿宫内缺氧了，已经排出了胎粪。这个时候就只能果断地进行剖宫产了。

> **敲黑板** 什么情况下需要顺产转为剖宫产呢？比如说胎儿宫内窘迫、持续性的胎位不正、胎膜早破时间过久、胎盘早剥或者产妇发生子痫等都需要早期实施剖宫产。

剖宫产时的配合

作为一名麻醉科医生，对麻醉操作体位的配合深有感触，由于产妇的肚子较大，只能尽力配合，但这个过程是短暂的，为了麻醉更好穿刺，麻醉效果更好，自己也能少受点罪，所以还是尽量把自己摆成虾米位。我是到了手术床上自觉地配合医生摆好了体位，整个穿刺过程还好，因为肚子的宫缩痛更厉害。由于剖宫产的麻醉药物用量要大于无痛分娩的用量，我是在麻药起效后大约五分钟感觉到了恶心，想吐，呼吸有点费

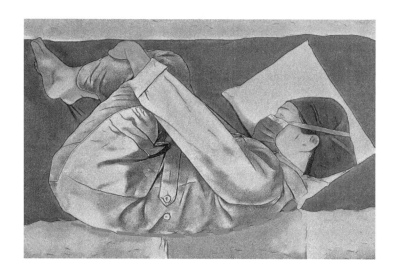

力，其实我知道这是仰卧位低血压综合征，及时与麻醉科医生沟通后她们给我处理后就好转了。整个手术过程中无痛感，可以说是在谈笑风生中度过的。

> **敲黑板** 什么是仰卧位低血压综合征呢？手术当中的仰卧位低血压综合征是由于麻醉后，患者仰卧，增大的子宫压迫下腔静脉及髂总静脉使回心血流量减少，继而产妇出现心慌、胸闷、呼吸困难、恶心、呕吐等症状，及时给予补液扩容，采取稍微左倾卧位减轻压迫后就可以好转了。

术后要不要用镇痛泵

剖宫产就是术中不痛，但是术后麻药退了之后疼痛感还是很强烈的，特别是按压子宫和滴注催产素的时候，那个疼痛不亚于顺产的痛。还好我术后及时地使用了镇痛泵，术后两天时间里基本伤口无痛感，活动起来的疼痛也是可以忍受的，只有一点皮肤瘙痒感。

> **敲黑板** 术后镇痛泵：优点是减轻术后伤口疼痛，可以术后早期活动，促进伤口早期恢复。缺点是偶有恶

心呕吐、尿潴留等。但我的经验是优点大于缺点，毕竟不良反应大了的时候可以随时调整给药剂量，尽量找到一个平衡点，推荐使用。

我经历了顺产转剖宫产的过程，要说作为麻醉科医生有什么优势，那就是能很好很有效地和产科医生进行沟通，并能很快达成共识。毕竟专业的事情需要听从专业的意见。最后预祝孕妈妈们分娩顺利，幸福快乐！

李医生 点评

实施分娩镇痛首先要具备经阴道分娩的条件，对自然分娩信心满满的于医生没享受到分娩镇痛的红利，但字里行间仍流露出对该项技术的钟爱和渴求。一项医疗技术好不好（是否值得推广），从业内人士（自己人）是否选用可见一斑。还在犹豫是否要做分娩镇痛的孕妈们，医生的建议是：如果没有禁忌证，分娩镇痛是首选。

一名妇产科医生的分娩经历

邓医生

　作为一名妇产科医生，她不仅懂分娩的专业知识而且懂分娩的临床操作，那么她是如何掌控自己的分娩方向盘的呢？

　　遥想当年，作为一名妇产科医生，对于顺产分娩方式非常执着而且非常地有信心，直到自己分娩时……

　　记得那一年，我和老公在热恋期结婚，在新婚期怀孕，对宝宝的到来，作为新手爸妈也充满了期待。我本就是一名妇产科医生，整个孕期都非常坚定要顺产这个事情。真当这一天的到来，我还是低估了分娩的疼痛以及自己对疼痛的耐受能力。

　　我是因为胎膜早破进入产房待产，当宫缩没发动时，我还可以跟老公谈笑风生；当宫缩来临时，强烈的阵痛充斥着整个身体，而且一波比一波剧烈，到了后面，我甚至感觉不到有间歇期。伴随着越来越强的疼痛，我的身体开始不自主地发颤，抓着老公的手也越来越紧，我能感受到老公的手心也全是汗水，一半是紧张，一半是被我捏地。我也开始变得歇斯底里，作为文化人的矜持和骄傲通通抛到一边，哭喊着跟老公说："现在给你两个选择，要么叫我们主任来给开刀，要么叫你们的人（我老公是麻醉科医生）来给我打镇痛。"老公想着产程初起，小声地安慰我说："你再坚持一下，宫口再开大点咱们就打镇痛"。我气得破口大骂："老娘都痛得要死啦，你还让我坚持，快点给我喊人！"于是迫于我的威胁，老公终于打电话给麻醉科的赵姐姐。

赵姐姐接到电话后立马从家里过来，其实路程只有短短的10分钟，但这10分钟对我来说感觉特别漫长，简直是人间地狱的10分钟。终于，镇痛打好了，那种让我撕心裂肺的疼痛消失了，我又活过来了。看着一旁惴惴不安的老公，我也终于有笑脸安慰他了，我又变回了那个温柔可爱的妻子了。

最后宝宝顺利分娩，当我重归职场，工作的时候再遇见因为宫缩痛而哀嚎的宝妈们，我是真心地建议她们选择分娩镇痛。分娩镇痛不仅会减轻疼痛，还可以让我们有尊严地分娩。致敬每一位伟大的母亲们！

李医生 点评

邓医生讲述的分娩经历发生在12年前，那时要等到宫口到3厘米才开始做分娩镇痛；现在好了，只要有规律宫缩，宫口开到1厘米就可以做了。我们还开展了分娩镇痛预置管技术——宫缩发动后，先放置硬膜外导管，需要的时候就可以加药，无须漫长的等待。

　　面对分娩的疼痛，文雅的妇产科医师也顾不了矜持。希望那些"先忍一忍、受不了再做"的孕妈们，早点接受分娩镇痛，减少不必要的煎熬。

三胎四孩妈妈的分娩经历

叶博士

 经历一胎、二胎、三胎，同时又经历单胎、双胞胎的三胎四孩妈妈讲述她三次分娩的故事。

每个经历过分娩的母亲都是伟大的女人，我家太太共分娩了三次，而且三次分娩的过程都完全不一样，第三次还是双胞胎，一共帮我生了四个女儿，为我齐集了一年四季的棉袄，是我身边最伟大的女人。

我和太太是高中同学，在大学毕业后没多久就生了第一个女儿。那时候太太怀孕后就在老家待产。十月金秋的一天，宫缩突然发动了，我们急忙去了县城妇幼保健院，太太很坚强，疼的一阵一阵的，陪同的家人都很紧张，医生经验丰富，见怪不怪，不慌不忙地让继续等待宫口开到可生产的程度。这个过程是漫长的，疼得让人无可奈何。当时在偏远老家也没有分娩镇痛的技术，我们也不知道有，所以太太坚强地扛到了可以接生的时候进了产房，第一次做父亲的我在产房外焦虑地等待着，突然传来了一阵声，让家属赶紧下去买牛奶，产妇要补充体力，以前在电视上看到过分娩是个极其疼痛且消耗全身肌肉和体力的事情，我飞奔下楼买了几瓶牛奶立马送了上来。之后又开始了焦急的等待，也不知道是不是心有灵犀，似乎等待也很消耗体力，得知太太顺利产下个女儿，母女平安后，我非常兴奋，但也浑身乏力。妇保院没有电梯，原本想着把太太从三楼抱下楼坐车回家坐月子，试了试，身体没力气，抱不动。这个时候我太太慢慢地被我搀扶着走下去，实属辛苦。作为第一次做父亲，一路非常兴奋，太太全身酸疼，一上车就睡着了，不知不觉安全抵达自家坐月子。这便是我太太第一次分娩的过程，没有分娩镇痛技术的帮助下坚强顺利地完成了分娩。

2016 年，国家政策放开了二胎生育。我和太太都是比较喜欢小孩的，出生农村的我也想着儿女多家庭热闹，老年幸福，因此决定了生二胎。终于在 2019 年 4 月迎来了第二个女儿的出生。这次太太和我都有经验了，不像第一胎那么紧张。宫缩发动了我们也不慌不忙地来到了嘉定区妇幼保健院。疼痛的感觉依然是让人极其心疼和无奈。我太太生大女儿的时候是完全靠自己坚持顺产下来的，这次她也想试一试是不是也能自己坚持顺产下来。进了产房待产之后依然一直疼痛着，可能和第一胎间隔时间比较长，这一胎疼的时间也很长。这个时候麻醉科的李医生出现了，他介绍过有在分娩的过程中可以减少疼痛的麻醉技术，而且比较成熟，没什么不良反应，听后太太和我商量下就决定试一试，使用后确实明显减轻了疼痛感。在李医生团队精湛的分娩镇痛医术下，小女儿也顺利顺产，母女平安。在太太的亲身经历下，我们的理解，分娩镇痛能减轻分娩过程当中的疼痛感，对产妇的体力和精神有很大的帮助。但毕竟分娩是个极其消耗体力的过程，所以太太产后依然是浑身酸疼，体力极度透支。太太和宝宝在护士的帮助下，推到了产科休息，休息到第三天我们就顺利出院了。这是我太太第二次分娩的过程，分娩镇痛的技术有效减轻了她在分娩过程中的疼痛感。

看了前面文字的读者都看到了，我和太太是高中同学，太太当时是校花，很漂亮，生了两个小孩后身材依然很棒，样貌依然很俊俏。我们的第三胎来的有些冲动，在新冠疫情肆虐的2022年，上海市刚解封，我从北京回到了上海，小别胜新婚，太太怀上了三胎。一开始内心的期待是希望生一个儿子的，而且我们去做产检的时候发现是双胞胎，这个时候我内心更加坚定一定会有个儿子，毕竟根据概率来判断我也该有一个儿子了。太太已经是36周岁的高龄产妇，加上又是双胞胎，怀孕的过程对太太的身体挑战很大，孕晚期阶段，连行走都很艰难。终于在漫长的等待后，第38周产检后医生说可以进行人工破膜了，不然双胞胎太大容易缺氧。于是我们选择了提前住院，专家们综合评估了条件之后，决定第二天进行人工破膜。到了第二天，在没打任何催产素的情况下，做好充分的准备，提前为分娩镇痛或者剖宫产打好留置针，毕竟双胞胎都有3千克左右的体重。于是开始了人工破膜，破膜后很快就达到了接生的条件，在经历了二胎分娩镇痛之后，一进产房我们就毫不犹豫地选择了分娩镇痛，为太太减轻在分娩中的疼痛感。果然在妇幼保健院专家们的大力帮助下，双胞胎顺利顺产，双胞胎女儿，母女平安。作为三胎父亲的我，虽然最终又收获了两件小棉袄，但内心依然很兴奋，毕竟这个世界上有多少人能有这么幸运收获一年四季棉袄，我脸上和内心的幸福感都是满满的。双胞胎女儿和太太在护士的帮助下，推到了产科休息，依然是第三天出院。这是我太太第三次分娩的过程，我们毫不犹豫地选择了分娩镇痛来减轻疼痛。我太太也成了医院里公认的英雄母亲，36岁高龄产妇，一直到38周又1天，顺产生下第三胎双胞胎女儿，分别为2.97千克和3.06千克。我太太是我身边最伟大的女人。

上面是我从丈夫的立场对我太太三次分娩过程的分享。分娩镇痛技术确实能给产妇减轻分娩过程中的疼痛，而且目前从我家来看，母胎均没有发生任何不良反应。希望分娩镇痛技术能帮助到更多的产妇和家庭。

李医生 点评

一胎没做镇痛、二胎痛到忍不住才做镇痛、三胎提前预置镇痛管，三次分娩，三次完全不同的体验，叶夫人的分娩经历是我国近年推广分娩镇痛、惠及万千家庭的一个缩影，愿普天下的母亲都不要再忍受分娩痛苦的煎熬！

叶夫人第三次分娩顺产双胎，分娩镇痛功不可没。分娩镇痛既减轻了分娩痛苦，增加了顺产信心，又为突发紧急情况下中转剖宫产提供了安全保障。

参考文献

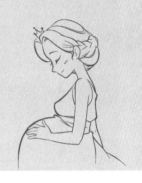

［1］ 赵培山，罗威，马欢欢. 分娩镇痛临床问题解析［M］. 上海：上海交通大学出版社，2022.

［2］ 中华医学会围产医学分会. 电子胎心监护应用专家共识［J］. 中华围产医学杂志，2015，（7）：486－490.

［3］ 中华医学会麻醉学分会. 中国麻醉学指南与专家共识（2017版）［M］. 北京：人民卫生出版社. 2017：181－197.

［4］ 赵娜，李晓光，张越伦，等. 重度子痫前期产妇椎管内分娩镇痛与阴道试产分娩结局的相关性［J］. 临床麻醉学杂志，2021，37（2）：134－137.

［5］ 张丽峰，罗威，李胜华，等. 信息化技术支撑多学科协作分娩镇痛管理模式的可行性研究［J］. 上海医学，2020，43（11）：675－679.

［6］ 尹桃，唐密密. 药物过敏反应的处理及继续治疗用药的选择［J］. 医学临床研究. 2020，1（38）：1－4.

［7］ 叶丽娜. 静脉分娩镇痛初产妇全程导乐陪伴的效果研究［J］. 浙江医学，2023，45（18）：1979－1982.

［8］ 姚尚龙，沈晓凤. 分娩镇痛技术与管理规范［M］. 北京：科学技术文献出版社，2020.

［9］ 薛娟，林仲兰，周赟，等. 椎管内分娩镇痛期间产时发热的机制及其防治研究进展［J］. 国际麻醉学与复苏杂志，2022，43（4）：415–418.

［10］ 徐铭军，黄宇光. 推广分娩镇痛工作，提升分娩镇痛质量［J］. 中国医刊，2022，57（7）：697–700.

［11］ 谢幸，孔北华，段涛. 妇产科学［M］. 9版，北京，人民卫生出版社，2018.

［12］ 吴琳琳，牛建民. 产时电子胎心监护［J］. 中国实用妇科与产科杂志，2019，35（9）：982–985.

［13］ 王长社，闻大翔，李胜华，等. 超声在椎管内麻醉中的应用［J］. 徐州医学院学报，2015（2）：137–140.

［14］ 王晓岩，马明生. 基于 Logistic 回归模型分析分娩镇痛后尿潴留的风险因素［J］. 中国卫生标准管理，2021，12（22）：66–69.

［15］ 王洪燕，王明山，丛丽. 经皮穴位电刺激和经皮神经电刺激在分娩镇痛中的效果比较［J］. 中国现代手术学杂志，2022，26（1）：66–71.

［16］ 宋玉洁，徐振东，刘志强. 硬脊膜穿破硬膜外阻滞技术在分娩镇痛中的研究进展［J］. 国际麻醉学与复苏杂志，2019，40（2）：171–174.

［17］ 宋佳，王冬雪，王冰冰，等. 不同时机实施分娩镇痛对初产妇产程和分娩方式及新生儿结局的影响［J］. 中华

走近神秘的分娩镇痛

妇产科杂志. 2020，55（7）：476-479.

[18] 马蕊婧，刘志强，徐振东. 分娩镇痛期间饮食管理的研究进展 [J]. 国际麻醉学与复苏杂志，2023，44（2）：207-211.

[19] 罗威，李胜华，张丽峰，等. 预置硬膜外导管对分娩镇痛效果和母婴安全的影响 [J]. 临床麻醉学杂志，2019，35（9）：893-896.

[20] 罗威，李胜华，张丽峰，等. 上海市分娩镇痛的现状调查 [J]. 临床麻醉学杂志，2019，35（1）：52-56.

[21] 刘叶，李红，刘枝，等. 硬膜外分娩镇痛期间产时发热的相关因素 [J]. 临床麻醉学杂志，2022，38（1）：57-60.

[22] 刘野，徐铭军，赵国胜，等. 蛛网膜下腔-硬膜外联合阻滞分娩镇痛对剖宫产术后阴道试产母婴结局影响的回顾性临床研究 [J]. 国际麻醉学与复苏杂志，2020，41（11）：1048-1051.

[23] 刘迪，闵苏，赵邦术，等. 电子胎心监护在产科麻醉中应用的研究进展 [J]. 临床麻醉学杂志，2022，38（8）：878-882.

[24] 李晓桐，翟所迪，王强，等. 《严重过敏反应急救指南》推荐意见 [J]. 药物不良反应杂志. 2019，4（21）：85-91.

[25] 李双平，丁亚平，常艳，等. 硬膜外麻醉分娩镇痛对初产妇会阴侧切率及产后疼痛的影响观察 [J]. 中国妇幼

保健，2018，33（22）：5076-5078.

[26] 李胜华，于布为. 分娩镇痛现状与应对措施的思考
[J]. 上海医学，2014，37（6）：533-535.

[27] 李胜华，罗威，张丽峰，等. 上海市 2018—2020 年分
娩镇痛调查与分析 [J]. 上海医学，2021，44（11）：
841-845.

[28] 李秋红，徐铭军. 椎管内分娩镇痛对子宫收缩持续时间
和间隔时间的影响 [J]. 首都医科大学学报，2013；34
（5）：655-659.

[29] 李海冰，方昕，赵青松，等. 椎管内镇痛对孕妇臀位外
倒转术的辅助疗效 [J]. 上海交通大学学报医学版.
2016，36（1）：89-92.

[30] 劳建新，宋新荣，张永福. 硬膜穿孔后硬膜外枕头在分
娩镇痛中的应用 [J]. 临床麻醉学杂志，2012，28
（5）：448-450.

[31] 景宇淼，岳云，徐铭军. 应用瑞芬太尼实施静脉分娩镇
痛的现状与研究进展 [J]. 国际麻醉学与复苏杂志，
2018，39（4）：379-385.

[32] 房建，赵继蓉. 小剂量罗哌卡因联合舒芬太尼腰硬联合
麻醉在无痛分娩中的应用 [J]. 中华全科医学，2018，
16（2）：264-267.

[33] 董金填，李群杰，姚伟瑜. 瑞芬太尼静脉分娩镇痛的研
究进展 [J]. 临床麻醉学杂志，2019，35（6）：607-
610.

[34] 迟颖芳，杨默，于红翠. 氧化亚氮吸入用于分娩镇痛 160 例临床分析 [J]. 中国妇产科临床杂志，2012，13 (4)：299－301.

[35] 陈伟业，李宗存，席四平，等. 硫酸镁对子痫前期产妇硬膜外分娩镇痛产时发热的影响 [J]. 临床麻醉学杂志，2021，37 (1)：27－30.

[36] 产后抑郁防治指南撰写专家组，产后抑郁障碍防治指南的专家共识（基于产科和社区医生）[J]. 中国妇产科临床杂志，2014，15 (6)：572－576.

[37] 曹家刚，李胜华，冯迪，等. 不同浓度罗哌卡因复合舒芬太尼分娩镇痛对产妇产间发热的影响 [J]. 临床麻醉学杂志，2019，35 (4)：327－330.